感染症と心理臨床

HIV/エイズと新型コロナウイルス感染症を中心に

矢永由里子　向笠章子 [編著]

風間書房

まえがき 1　新型コロナと医療計画

社会福祉法人日本医療伝道会
衣笠病院グループ相談役　　**武藤正樹**

はじめに

　本書は感染症という枠組みの中で新型コロナウイルス感染症と HIV 感染症を取り上げている。ここでは著者の新型コロナウイルス感染の体験や、HIV 感染症との出会い、そして新型コロナウイルス感染が医療計画にもたらした影響について見ていこう。

1.　コロナに罹患

　それは突然だった。著者自身、新型コロナウイルスに感染したのだ。2020年 3 月中旬ごろの第 1 波のころ、風邪症状と発熱でそれは始まった。まだ PCR 検査も一般には普及していないころだったので、最初は都内の自宅で 4 日ほど過ごした。5 日目に外来受診したが胸部レントゲンも問題ないので、やはり自宅隔離で様子を見ようということになった。家では個室で食事も家人とは別々にしていた。やはり熱発が続くので、再度、発症から 9 日後に外来を再受診すると胸部レントゲンと CT ではっきりとした肺炎像が見られた。急遽入院となった。入院後の PCR 検査でも陽性で、新型コロナ肺炎が確定した。

　入院してからも 39 度台の高熱が続いた。経鼻の酸素カニューレと、抗菌剤とステロイド吸入薬、指先にパルスオキシメーターを着けて床上安静が続いた。呼吸困難はないが、熱発のため意識はもうろう、食欲も全くなく、ベ

ッド上で起き上がることもできず、新型コロナ肺炎の強烈さを身を持って体験した。

　熱にうかされながら頭の中をカナダの内科医ウイリアム・オスラーの言葉が駆け巡った。「肺炎は高齢者の友である。この急性に進行し、苦しむことのない病気によって、苦痛から逃れられる」。70歳を過ぎたわが身にはコロナ肺炎は死に至る病だと思い知った。

　私の場合は幸いにも入院7日目に突然、解熱が始まり、急速に快方に向かった。しかし退院後、何とも言えない倦怠感と脱力感に襲われて、先の見えない不安と焦燥の毎日を過ごした。このため勤務していた都内の大学を退職した。今から思えば新型コロナウイルス感染の後遺症だったのだろう。8月ごろになってようやく体力と気力を取り戻して、現在は横須賀にある日本医療伝道会衣笠病院で外来診療や訪問診療、老人保健施設で元気に働いている。

2.　コロナが遺した心の傷

　さてコロナが遺した後遺症の実態を見ていこう。2021年10月のNHKの調べによると、新型コロナウイルス感染の後遺症とみられる強い倦怠感などで、仕事を辞めたり休んだりして「働けない」という人が相次いでいることが分かった。東京渋谷区で新型コロナの後遺症外来を設けている「ヒラハタクリニック」は、これまでにコロナ後遺症に悩む患者2700人余りを診療した。診療した患者のうち仕事をしている人は1507人で、その中で仕事に影響が出た人が1003人、割合にして66%に上っていた。その内訳は休職した人が594人（39%）、長時間働くことができず時短などとなった人が165人（11%）、解雇や退職、廃業となった人が85人（6%）もいた。この原稿を執筆している2022年3月になって第6波の感染状況は減少傾向に転じている。しかしコロナ後遺症で苦しむ患者は今も多いのだろう。

　またコロナで悩んでいるのは患者ばかりでない。医療従事者もコロナの差

別と偏見に苦しんでいる。自治労は2022年3月、新型コロナウイルス患者の治療に当たる公立病院などで働く看護師や理学療法士ら7724人にアンケート調査した結果を公表した。アンケート調査は2021年11月から2022年1月に実施した。45都道府県の組合員が回答し、6割が看護師だった。調査で、2021年1月以降に医療従事者であることを理由に差別・偏見を受けたかを尋ねると、約23%が「経験した」と回答した。医療従事者への差別が依然として根強い実態が明らかになった。自由記述には「夫の職場の経営者から別居するよう言われた」「近所の人に子どもの登校をやめるよう言われた」といった体験がつづられた。また、職場を辞めたいかとの問いに「常に思う」「しばしば思う」「たまに思う」と答え、離職を検討したことがあるとした人は計約70%。理由は業務多忙が最多で、責任の重さ、賃金への不満と続いた。

　このように新型コロナは罹患した患者、患者をケアした医療従事者の心に大きな傷跡を残している。

3. コロナと医療計画

　さてここからはコロナのような新興・再興感染症が医療制度にもたらした影響を振り返り、今後の感染症の制度対応の在り方について考えていこう。

　2020年10月1日、コロナ禍の中で国の審議会がストップするなか、半年ぶりに「医療計画の見直し等に関する検討会」（座長　遠藤久夫学習院大学経済学部教授、以下「見直し検討会」）が開催された。テーマは「新型コロナウイルス感染症を踏まえた医療提供体制について」である。

　見直し検討会の目的は、都道府県が策定する医療計画の基本指針を国として策定することにある。医療計画とは医療法に定められた医療提供体制の基本計画だ。現在進行中の医療計画は2018年からスタートした第7次医療計画で、2023年までの6年間にわたる予定である。そして次期の第8次医療

計画は 2024 年 4 月からスタートする。今回は見直し検討会の最大テーマは
なんといっても新型コロナウイルス感染症である。2020 年 10 月に開催され
たこの見直し検討会を振り返ってみよう。

　まず新型コロナと医療計画における課題について見ていこう。新型コロナ
の爆発的な感染拡大に伴って、感染症指定医療機関が有する感染症病床以外
に、新型コロナ患者を受け入れる重点医療機関が各地で立ち上がった。著者
が勤務する衣笠病院がある神奈川県でも 2020 年 3 月に神奈川県庁に神奈川
県内の主要首長や県医師会などのメンバーが集まり、重点医療機関に関する
対策会議を開いた。これ以降、県内で重点医療機関の整備が進み、現在 18
病院が稼働している。それでも繰り返し訪れるコロナ感染の波の中で病床が
ひっ迫した。

　見直し検討会では、こうした感染症法の対応について、今回の新型コロナ
感染拡大による感染症指定医療機関、重点医療機関、協力機関の病床整備と
その利用の状況や、PCR 検査体制、医療機関間の連携体制や人材養成体制
について検証した。

　さらに 2020 年 10 月 28 日の厚生科学審議会感染症部会では、以下のよう
な提案が行われた。これまで感染に係る医療提供体制については感染症法で
取り決めていたが、これを医療法の医療計画の記載事項に「新興感染症等の
感染拡大時における医療」を追加することになった。医療法上の医療計画に
ついては重点記載に 5 疾病 5 事業がある。5 疾病とはがん、脳卒中、急性心
筋梗塞、糖尿病、精神疾患、5 事業とは救急医療、災害時における医療、へ
き地の医療、周産期医療、小児救急医療を含む小児医療である。この 5 事業
に「新興感染症等の医療」を 6 番目の事業を追記することになった。

　また医療計画の中で感染症病床の基準病床の考え方にも再考が必要だ。感
染症病床はこれまで感染症の罹患率が減少する中、削減され続けていて
2018 年現在で全国に 1882 床しかない。これは全病床の 0.1％にしか過ぎない。
医療計画では感染症病床の基準病床は、各都道府県の感染症指定病院の感染

症病床の合算値としていて、現状を追認するにとどまっていた。こうした感染症病床の基準病床の考え方も今後は見直すべきだろう。

　医療提供体制ではこうした病床の課題ばかりでなく、医療従事者確保についても取り組むことが求められている。こうした中でコロナ後遺症やコロナ医療に従事する者の心の臨床に携わる人材である臨床心理士についても計画の中に組み込んでほしいものだ。

おわりに

　最後に著者と HIV 感染症との出会いをお話ししよう。それは1987年から88年にかけて旧厚生省からのプライマリケア留学制度で滞在したニューヨーク市のブルックリンでのことだった。家庭医療科のレジデントと一緒に州立病院の救急外来をローテーションした時のことだ。訪れる救急患者の中にHIV患者が多数いた。感染経路はヘロインやコカイン等の静注麻薬の回し打ちによる感染が多かった。

　カリニ肺炎、カポジ肉腫、クリプトコッカス症、粟粒性結核症、トキソプラスマ症など日和見感染患者が毎日のように訪れた。当時、HIV感染症がまん延するブルックリンはあらゆる感染症の培地のような状態だった。2か月救急外来の経験だけで、一生分の感染症を診ることができた。

　この経験は帰国してからエイズ治療拠点病院の外来でも役立った。日本で感じたのはHIV感染症に対する偏見と患者の苦悩だ。職場にHIV感染症であることを知られたくないため、ダミーの診察券で受診する患者もいた。HIV感染症の治療薬の進歩や制度整備の影にもまだまだこうした心に苦悩を抱える患者は多いのだろう。

　本書がこうした感染症に苦しむ患者の支えとなる心理臨床の分野で活躍する方々に、役立つことを願っています。

まえがき2　新型コロナウイルス感染症に直面して

福岡市副市長　荒瀬泰子

　中国の武漢地方で原因不明の感染症が発生したのは2019年の12月、私たちは毎日毎日ニュースに釘付けになり、様々なところから発信される感染症情報の整理に追われていた。福岡市は博多港、国際福岡空港を有しており、最短1時間30分ほどで中国と行き来できる国際都市。原因不明の感染症が潜伏期のまま入国してきてもおかしくない。危機管理体制を強化し、検疫所、保健所、保健環境研究所、医療機関と密に情報交換を行った。同時に世界中で調査研究が進み、原因不明の感染症はウイルスと判明、新型コロナウイルス感染症（COVID 19）と名付けられ、感染経路や病態など次々と新しい知見が明らかになっている。

　そのような中、福岡で第一号の感染者が見つかったのは、武漢での発生からわずか3ヶ月後の2020年2月。福岡のある内科クリニックから「65歳男性、微熱、咳で受診されたが肺炎像があり、血液検査からウイルス性が強く疑われる、肺炎像があるにも関わらず至って元気で自転車で受診、海外渡航歴もなく疑うべき感染経路もないが、COVID19の疑いも捨てきれず、帰国者接触者外来のPCRに回した」という報告があった。PCR検査の結果は陽性。こうして福岡での最初の感染者が見つかった。同居の配偶者も陽性。しかし、同居の社会人の息子は両親とはすれ違いの生活をしていたためか陰性、感染はしなかった。第一号の感染者は元医薬関係の仕事に就いておられ感染防止の知識は十分持って行動されており、感染経路は最後まで不明であった。入院治療となったが、病態は急速に重症化し人工呼吸器を装着するところまで進んだ。医療団の懸命な治療で一命を取り止めたが、自宅に戻られたのは

発症から約6ヶ月後で、後遺症も残り、以前の生活を取り戻すには相当な時間が必要だった。第一号の重症化を目の前にして、COVID19の恐怖が市内に広がった。当時はCOVID19の全貌も不明で治療薬もないため、マスコミ、市民も騒ぎ、誹謗中傷も大きかった。感染者が通ったクリニック、感染者が立ち寄ったお店、スーパーなどなどを極秘で調査を進めた。第一号の発生からしばらくは嘘のように発生がなく時が流れた。そして約1ヶ月後の3月、全国と同様、福岡市でもCOVID19が爆発的に増加した。第一波の到来である。第一波は重症者も多く、ほとんどの方が入院治療だったため、医療関係者への差別偏見も発生した。特に医療関係者の子の保育園等へ受け入れなどが難航した。私たちはCOVID19の正しい情報発信に努め続けた。それからいくつかの波を経て、今は第6波であるが収束は遷延している。この間ウイルスも変異を繰り返す一方、ワクチン接種や治療薬の開発も進んできており、COVID19対策は新たな局面を迎えている。しかし、この2年余り私たちは早期発見、早期治療、感染拡大防止、免疫力確保に力を注ぎ、感染者や濃厚接触者、ご家族の心のケアにまで手が回らなかった。これまで自分が感染したことで職場や家族に迷惑をかけたと自分を責めて心を病んだ人たち、誰にも理解してもらえない後遺症に苦しんでいる人たちを大勢見てきた。体も心も回復してこそCOVID19を克服できる。治療はチームケアである。役割分担してケアに当たりたい。「感染症と心理臨床」の出版を心より待ち望んでいる。

目　次

1章　総　論

　本章では、感染症の歴史について簡単に振り返り、現在の
「感染症と私たち」の位置を確認したい。

　また、感染症という病が生み出す独自の心理社会的問題の
特徴を、HIV 感染症と新型コロナウイルス感染症を通して
押さえ、公衆衛生の立場から、そして心理臨床の視点から、
感染症をどう捉えれば良いかを取り上げる。

【キーワード】　パンデミック，新興感染症，公衆衛生，
　　　　　　　　予防とケア，交わりの遮断

1節　はじめに

1. 新型コロナウイルス感染症の出現

1）未知の感染症

「この新型コロナウイルス感染症は、私たちに何を投げかけているのだろうか」これが約2年半の間に、感染症と向き合うなかで徐々に筆者のなかで強くなっていった疑問だ。

2022年4月19日の時点で、国内の感染者累計数は 7,402,533 人、死亡者 29,049 人である [1]。2年強の僅かな年月でこれだけの報告数が挙がることに大きな驚きを覚える。

HIV 感染症とその特徴に共通点を持ちながら、一方で変わり身の速さは比べものにならない。その劇的変容の様相とそのスピード感に、全世界（南米のアマゾン奥地まで）が大きな影響を受けている。その影響は、単に経済など一領域に留らず、人間が営む全ての面に及んでいる。そして、その全容を、私たちはまだ掴み切れていない。今なお「未知のウイルス」である。筆者は、約30年間、HIV/エイズの心理社会的な側面への支援に関わってきた。「変化が速い」とされたこの HIV/エイズのスピード感に付いていくだけでかなりの集中力を要したが、COVID-19 はその数倍速でわれわれに課題を次々と提供してくる。この展開の目まぐるしさ、そして「次」を予測し「事前に次々と手を打ち続ける」という予防介入のやり方に、私たちはどれほど慣れているだろうか。これらは、COVID-19 によって生み出された新たな課題なのかもしれない。

2) 移動と感染症

　今なお混沌とした状況下のなかで、一つ確かなものとして実感できるのは、「感染症は人の移動とともに広がり、その広がりは留まることがない」ということだ。そのため、感染症対応として、「移動」が極端に制限され（その延長にロックダウンがあり）、また、移動時に厳しい条件（ワクチン接種、感染有無の確認を目的とした検査受検）が課せられる。

　人が集まる機関（学校、大学、会社）や行事（イベント、スポーツ観戦など）では、「接触」を最低限に抑え、徹底した予防処置が実施される。国民のあらゆる生活の局面に影響を与えている。具体的なところで言えば、高齢者は施設での家族の面会が厳しく制限される；病院の入院患者も外部との接触がほぼ皆無になる；「テレワーク」による自宅勤務、自室での「オンライン授業」というネットによる受講、子供たちのクラブ活動や年間行事の停止などなど。「人と人とが触れ合う交流」というものが、突然に遠ざけられた状況である。いわば、一感染症の予防と治療のため、世界全体に行動規制が一斉に張り巡らされたという状態である。

　哲学者アガンベンは、人間にとって制限されるもので最も苦痛なものは何か、という問いに、「移動[2]」と答えている。主体的に「移動しない」を選んだ場合は例外として、「移動してはならない」という状況は、人間にとって非常にストレスの高い状態を生み出すと指摘している。確かに、人類の歴史は、移動とともに発展してきた。コロナ禍前、私たちは移動し、活動し、人と出会うことを「ごく当たり前」として日々を送っていた。そして、今、この自由さを「あの時代」と、過去のこととして語り始めている。

2.　心理職と感染症

1)　心理職にとって感染症とは

　感染症は、心理職にとって馴染みの薄い疾患である。医療分野の心理臨床では、精神科医療や小児科、血液内科、腫瘍内科などで患者・家族の支援に当たることはあっても、「感染症に罹患した患者」に真正面からじっくり向き合うのは、主に HIV/ エイズの領域に限られてきた。現在、教育、福祉、司法、産業領域でも心理職の活躍が見られるが、感染症とこの 4 分野とのつながりは一層薄いものである。

　このような状況に、突然、新型コロナウイルス感染症が出現してきた。

　この感染症の登場は、多くの心理職にとって「黒船到来」のような衝撃だったのではないだろうか。

　2021 年春の感染第 4 波の真っただ中に、福岡県臨床心理士会、北筑後地区のスクールカウンセラーを対象とした「新型コロナウイルス感染症と学校臨床」研修を実施したが、参加者からは、下記のようなコメントが寄せられた。現場の混乱や戸惑いが率直に語られている。

・感染症に対する知識が少なく、適切な情報も少なく、対策をどのようにすれば分からなかった。
・感染状況、国の施策、ワクチン接種を始め、個人の危機感などが刻一刻と変化し、戸惑いを感じている。
・職場で感染者が出て、濃厚接触者の特定が終わるまで仕事を休むように言われた。カウンセリングの予約を変更したり、勤務を別日にしたりなど調整が必要だった。
・教職員や生徒に感染者が出たが、集団への働きかけにどう焦点を絞るかが難しい。

・コロナ禍が原因と思われるが、相談件数や緊急対応が必要なケースが増えており、カウンセラーも疲弊している。

　今回の感染症からの影響で心身に不調を来した人々を支援するうえで、また感染した患者やその関係者への直接的な心理的支援を行ううえで、一つの課題が心理職ひとり一人に投げかけられているように思う。それは、「感染症を、そして感染した患者をあなたはどう捉えるか」という問いかけである。この疾患は、個人の価値観や感情を揺さぶる独特な病である。個人として、専門職に就く人間として、自身の感染症への捉え方、考え、感情を一度見つめることも、心理臨床に当たる前の準備として大切な行為のように思う。

3.　本著について

　現在、新型コロナウイルス感染症の出現によって生じたメンタルヘルスの問題については多くの報告が発表されている。しかし、その視点は「この感染症は人々のメンタルヘルスにどのような影響を及ぼしているか」「その影響が具体的な精神疾患や問題行動としてどのように表れているか」など、状況や現象の把握が中心であり、「感染症」そのものの特質を捉えながら、支援のあり方を論じるものは非常に少ない。

　今回、まず感染症の心理社会的な側面を押さえ、次に、HIV/エイズと新型コロナウイルス感染症の心理臨床を、「感染症」の特徴を意識しながら検討する。そのうえで、「感染症と心理臨床」全体に関わるテーマを抽出し、議論を深めていきたい。

　私たち社会に多大な影響を及ぼす感染症は、今回の新型コロナウイルス感染症だけではなく、過去にもその歴史はあり、また、近未来にも新たな病態で登場する可能性がある。「感染症」における心理臨床の実際と課題を今の時点で押さえることで、心理職として今後に向けて何らかの準備性を育てて

いくことができるのではと期待している。

（矢永由里子）

引用文献

1）厚生労働省（2022）. 国内発生状況（2022年4月19日）https://www.mhlw.go.jp/stf/covid-19/kokunainohasseijoukyou.html（2022年4月19日取得）

2）G. アガンベン　高桑和巳（訳）（2021）. 私たちはどこにいるのか？　青土社

2節　感染症の歴史：長い歴史のなかで、今、
私たちはどこにいるのか

1. 感染症、意外に身近な病

　「感染症」という言葉はあまり耳にしなくても、「インフルエンザ」は毎年冬を迎えるころに必ず話題になり、インフルエンザの「ワクチン接種」は子どもにも馴染みのある言葉である。感染症は「たまに日本のどこかで起こるマイナーな病」というのが社会の大半の認識と思われるが、実は、私たち人類と感染症は非常に長くかつ密接な関係を持ってきた。「人類の歴史は、ある意味感染症との戦いの歴史[1]」というコメントもあるぐらいだ。W.H. マクニールは、「人類はその歴史の始まりから様々な病原菌との競合関係にあり、宿主である人間と感染性の生物体の間の生存をかけての交渉が延々と営まれ、一定の生態学的均衡が保たれてきた[2]」と指摘している。また、人類はその適応として、数々の感染症に対処し絶え間なく変質し進化を続けている（例えば、抗生物質の発明）が、感染症の病原体の方でも同時に環境への適応と自己調整を重ねていると述べている。この指摘は非常に興味深いものだ。確かに病原体があまりに強い毒性を備えていると感染した宿主自体も殺してしまい、自身の生き残りの確立は非常に低くなる。そういう意味でも、HIV/ エイズや新型コロナウイルス感染症は、感染してもその症状出現が遅れるため、診断がつく「前」に、宿主から相手の粘膜を通して、あるいは空間を共有することで、ウイルスは次の宿主へ感染し、一挙に増殖を続けるという非常に狡猾な方法を手に入れたと言える。また、HIV/ エイズについては、感染した個人から新しい宿主へ移行するする可能性を性行為や注射針の共有へと増幅することで、感染はそれ以前の感染症と比べ格段の拡がりを持

つものとなったと指摘し、感染症の歴史のなかでもその特異性は非常に注目すべきものと言及している。

　また、マクニールは、抗生物質や治療薬の開発などで進化する現代科学の限界性に触れつつ、世界人口の激増という現在の課題が人類の感染症に曝されるリスク増加になり得るとし、私たちの将来が今後いかなる方向に向かうかは依然として未知のままであると述べている。人類全体を脅かす特定の感染症をいったん収束させることに成功しても、私たち人間は依然として地球のエコシステムの一部であり、身体は多種多様の寄生生物に対しその培養となる沃野を提供しているため、人間にとって感染症の存在が絶えることは無いだろうという論点に、筆者は大きく頷く。「21 世紀は感染症の時代だ」と数年前に耳にしたことがあるが、HIV/ エイズから今回の新型コロナウイルス感染症までの経緯を見ると、この言葉が非常に説得性を持って響いてくる。

2.　感染症パンデミックについて

　「パンデミック」という単語を、筆者は「エイズ・パンデミック：世界的流行の構造と予防戦略」の本で初めて知った。この本は、HIV 感染症を疫学や社会学、人権、国際関係、経済などあらゆる方面から分析し、感染症を複合的に促える重要なきっかけを作った[3)]。筆者もこの本を手に取ることで、感染症を生物、医学的な部分に限らず、より広い分野からの視点で考えることを学んだように思う。

　本節では、まずペスト（黒死病）とハンセン病の二つの感染症について、HIV/ エイズ、新型コロナウイルス感染症（以後、COVID-19）と比較しながら、その歴史と社会的課題を簡単に押さえたい。感染症についての特質や課題の差異や共通点を明らかにすることで、現在置かれている状況がより鮮明に見えてくるかもしれない。

1）ペスト（黒死病）：人の移動がもたらしたパンデミック

　ペストは、長期に亘り人類に複数回のパンデミックを起こしている。特に14世紀には、300年ほどの間に全ヨーロッパの人口の3分の1にあたる約2000万人から3000万人が死亡したと推定されている。このパンデミックの影響の大きさは社会制度自体を揺るがすものであったと言われている。ペスト感染の不意打ちに遭った人間の衝撃や混乱は、アルベール・カミュの小説「ペスト」にも描かれており、そのリアルな様相はフィクションというより、現実の世界をそのまま切り取ったような印象を受ける[4]。また、この時代のペストで特記すべきは、「ユダヤ人によってパンデミックが起きた」という根拠なき誹謗中傷によって、ヨーロッパ各地でユダヤ人虐殺事件が次々と起こった歴史的出来事である。原因不明の感染症という病が突然に出現した時、人間の心性のなかに、何かをその出現の原因としたいという要求が生まれ、それがある特定の属性を持つグループに向けられ、非科学的な思考や非常に強い恐怖心や不安によって、スケープゴートとしてそのグループを攻撃するという行動パターンが生まれやすいことを歴史は教えている。そして今、このような人間の心性は、時代が移ってもなお生き続けており、感染症への人々の反応を変えることがいかに難しいかを私たちは思い知らされている。

　19世紀から20世紀におけるペストの感染流行では、「人類の移動が大きく関与している[2]」とマクニールは指摘する。汽船という乗り物を手にした人類は移動の範囲を大きく発展させ、世界は航路網によってつながった。同時に、ペスト菌も世界を駆け巡ったため、ペスト菌の歴史は移動モデルとして刻まれることになった。そして、HIV/エイズがアフリカから人の移動によってヨーロッパ、アメリカ大陸へと次々と伝播していったことは、感染症の拡大は人的移動がきっかけとなることを再確認する機会にもなった。

　ペストの感染流行をCOVID-19と比較すると、ペストはパンデミックを数回起こしているが、その感染の波と波の間隔はCOVID-19と比べて大きく、

人類は感染の次の波に十分対処できる時間を確保できた。一方 COVID-19 感染の波の間隔は過去のペストとは比べ物にならないほど短く、その分、私たちへの影響は甚大なものになっている。

2) ハンセン病：隔離政策と、今も続く「隔離」という考え

　長い感染症の歴史を持ち、今なお患者や関係者に過酷な心理社会的問題を及ぼしている疾患として、ハンセン病がある。

　感染症による当事者とその関係者への心理面・社会面の影響を考える際、ハンセン病の問題は避けて通れない。なぜならば、私たちが今回経験してきた新型コロナウイルス感染症による偏見・差別に基づく心理社会的な問題の根っこは、このハンセン病の患者とその家族が経験する問題とも深くつながっているからだ。ハンセン病の患者や家族へ向けられた怖れや忌避の眼差しは、次に HIV/ エイズ患者に向けられ、そして、今回の COVID-19 の感染者にも投げかけられている。感染力の強い COVID-19 は、短期間でハンセン病やエイズ患者の数を大きく上回り、ある意味、私たちのコミュニティの「なか」に入り込み、感染症の存在を否認することはできないほど会社、学校、施設、病院、そして家庭でパンデミックを起こしている。いわば、「われわれの問題である」と認識しやすいレベルに達している。しかし、特に第一波のときに感染者や家族が周囲から受けた言動や、社会復帰時の周囲の反応は、今もなお、この脈々と続く「感染症への嫌悪感」が存在し続けることを物語るものであった。そして、「彼らがやっかいなものを持ち込んできたから」という、患者を感染源とする患者批判が展開され、患者の行動や存在そのものが否定的に脚色されていった。

　筆者はハンセン病という感染症の問題を語る言葉はまだ持ち得ていない。昨年、患者の家族の方々とオンラインで一度お会いし、また、そのなかのご家族のお一人とお話しする経験しか持っていないからだ。しかし、30 分ほどの短い会話のなかでさえ、長年に亘る闘病と生活のなかで、いかに厳しい

偏見・差別を経験されてきたかがひしひしと伝わってきた。生きるために不可欠の「水」にコミュニティのなかでアクセスすることを禁じられていたというエピソードはそのなかの一つだが、生存権そのものを脅かす行為である。

　ハンセン病の歴史と治療の経緯を正しく知れば、1950 年代には画期的な治療薬の「ダプソン」が世界で普及し、この薬剤によって他者への感染が起こらないことも判明し、感染予防を目的とした患者の隔離も不要になったことが分かる。しかし、病に付加されたイメージが人々に強い拒絶感や拒否感を生み、患者や家族、関係者は、長期間に亘る仮借ない差別・偏見に曝され、隔離政策によって「社会での居場所」は剥奪されたのである。終生隔離を基本理念とした「らい予防法」がようやく廃止されたのは、最初の治療薬が発見されてから約 50 年後の 1996 年だった[5]。科学的根拠による感染症の実態と人々の理不尽な反応の間に大きな解離が生じたのがこのハンセン病の特徴であり、それは後述する HIV/ エイズに罹患した患者の状況とも共通するものである。「病について『正しく知る』とはどういうことか」、これは、感染症という疾患に向き合うときに必ずぶつかるテーマであり、同時に、感染症への対応を探究する際の鍵ともなるキーワードである。

3. 新興感染症の出現：HIV/ エイズ、そして新型コロナ ウイルス感染症、その病の実態と特徴について

1）新興感染症、そして HIV/ エイズの出現

　天然痘を根絶し感染症は制圧できると希望的観測を抱いた人類の前に、新たな課題として現れたのがエボラ出血熱や HIV/ エイズである。1970 年以降に出現した感染症は新興感染症と呼ばれる。新たに現れ、公衆衛生上の問題となる感染症という意味合いで、「新興」（emerging）という言葉を WHO（World Health Organization 世界保健機関）が使用した。

　日本大百科全書によると、「新興感染症には、少なくとも30以上の感染症が分類されており、代表的な感染症にエボラ出血熱（1976）、エイズ（AIDS、後天性免疫不全症候群）（1981）、鳥インフルエンザ（H5N1）（1997）、サーズ（SARS、重症急性呼吸器症候群）（2003）、マーズ（MERS、中東呼吸器症候群）（2012）が含まれる[6]」ということである。

　また、「再興感染症」という感染症の分類もあり、これは既知の感染症で、根絶への動きが進み、近い将来克服されると考えられていたものの、近年ふたたび増加・流行の兆しがみられる疾患が属す。代表的な感染症は、結核・ペスト・狂犬病・ジフテリアなどである。別名を復活感染症と呼ぶようだが、この言葉から、感染症は根絶するにはなかなか手ごわい相手であることが伝わってくる。例えば豊田は結核について、「1940年代以降日本中で猛威を奮い、その後は抗生物質であるストレプトマイシンの治療により感染は著しく減少したが、最近では抗生物質に抵抗する結核、『多剤性結核』の問題が取り上げられるようになってきた[7]」と述べている。人間が挑む感染症終息への闘いと、その闘いに負けじと反撃する感染症の拮抗する様を長い歴史のなかで見る思いがする。

2）HIV/エイズの特徴について

　HIV/エイズによる患者への心理社会的な課題については次章で触れるため、ここでは特徴を簡単に記載したい。今私たちが直面するCOVID-19の様相と比較すると、このHIV/エイズの特徴が一層分かりやすいだろう。

(1) HIV/エイズの基礎知識*
① HIV感染症とは：HIVとエイズの違い
・HIVとは、Human Immunodeficiency Virus（ヒト免疫不全ウイルス）の略

＊HIV/エイズの詳しい基礎知識については、厚労省、エイズ予防情報ネット（通称API-NET）のホームページ（https://api-net.jfap.or.jp/）を参照のこと

語である。HIV は、人間の白血球であるヘルパー T リンパ球（CD4 細胞）
に感染し、細胞内で増殖し、細胞を攻撃することで免疫力を低下させる。

・その結果、本来なら免疫力で抑えることのできる病気（日和見感染症と呼ば
れる）などを発症するようになる。代表的な 23 の指標疾患を発症した時
点でエイズ発症と診断される。エイズ（AIDS）は、Acquired Immuno-
Deficiency Syndrome（後天性免疫不全症候）の略語である。

② HIV に感染するということ：感染経路、潜伏期間と検査の重要性

・COVID-19 と異なり、空気・エアロゾルによる感染は起こらない。感染者
の体液（主に精液・膣液）が相手の粘膜を通し（主に性行為）感染を起こすが、
そのほかには、注射針共用による薬物の回し打ちや、胎盤や産道、母乳を
通しての母子感染もある。

・HIV に感染すると、通常 6 〜 8 週間経過した後に血液中に HIV 抗体が検
出される。しかし感染しても明確な症状が出現せず（無症候期）、その状態
が数か月〜数年続く。発症して初めて自身の感染に気付く場合も多い。

・感染の有無の確認は、HIV 検査を受けることで初めて可能となるが、感
染直後は HIV 抗体が検出できないため、HIV 検査は抗体検出可能な時期
まで待って受検することが推奨されている。感染後から検査で陽性と判明
できるまでの期間を、ウインドウ期（ウインドウピリオド）と呼ぶ。

・しかし、HIV 感染直後からウイルスは体内で増殖を続けるため、感染予
防を行わない場合は、ウインドウ期でも人との接触を通し他者への感染の
リスクは十分にある。

（2）HIV/ エイズの背景と課題

①世界と日本の HIV/ エイズの感染状況

・2020 年の UNAIDS（Joint United Nations Programme on HIV and AIDS：国際
連合エイズ合同計画）の報告によると、「2019 年の時点で世界では 7,570 万

人［推定 5,590 万—1 億人］が感染の流行以来 HIV に感染し、3,270 万人
［2,480 万—4,220 万人］がエイズに関連する疾病により死亡した[8]」。

・2021 年 12 月末の時点で、日本国内では、感染症法に基づく HIV 感染者
報告数の累計は、23,184 人、エイズ患者累計は、10,283 人である。最近は
減少傾向が続いているが、これは実質上の感染者減というより、2019 年
末に発生した新型コロナウイルス感染症に伴う HIV 検査機会の減少の影
響で、無症状の感染者の状況を十分把握できていないことが関係している
のではという指摘もある。

・1981 年に最初の HIV 感染者が米国で報告されたが、人の移動とともに全
世界に拡がりを見せた。特にサハラ砂漠以南のアフリカ地域は HIV の影
響を最も強く受けている。国連は 1996 年に UNAIDS を組織し、世界共通
のエイズ対策（予防とケアのあり方）の実施を強力に推進している。

・治療薬は 1987 年に薬剤が初めて登場したが、有力な治療とならず、よう
やく 1996 年以降、効果的な薬剤が開発され、複数の薬剤による多剤併用
療法の導入によって HIV 患者の死亡率は激減した。

②血友病と HIV/ エイズ：日本における HIV 感染の始まり

・日本で初めて HIV 感染者と認定されたのは 1985 年、エイズ発症の指標疾
患の一つであるカリニ肺炎を発症した男性同性愛者であった。しかし実情
は、血友病の患者が感染の 9 割以上を占めていた。患者の HIV 感染は、
治療として使用した血液製剤によって起こったものである。血友病とは、
血液凝固因子のうち、第 8 または第 9 因子の欠乏のため、出血時に止血し
づらい病気である。当時血液凝固因子を抽出した血液製剤の治療薬は加熱
処理をされておらず、アメリカ由来の HIV 混在の血漿が使われたため、
患者全体の 3 割、約 1400 名の血友病患者が HIV に感染した。

・当時は、治療法も皆無で HIV への感染告知は死の宣告と同じであったた
め、その事実を知らされた患者は非常に大きな衝撃を受けたが、それ以上

に患者と家族を苦しめたのが、エイズへの偏見・差別である。1987年から始まった「エイズパニック」を記憶されている方もいるだろう。日本中が「エイズは怖い。エイズに近づくな」とHIV感染症のみならず、患者に対し強い拒絶反応を持った時代だった。マスコミも科学的論拠なしに、「エイズ＝怖い」のイメージを国民に向けて毎日発信し続けた。

　患者は周囲に病名が知られることを避け、身を隠すようにして専門病院に通院するが、医療の現場でも様々な差別を経験した。特にHIVの科学的実態が明確に解明されていない時代は、病棟では医療者が感染予防のために全身ガウンとマスクを着用したり、病院食も部屋の外に置かれるなど過剰な予防対策のなかで闘病の日々を送った。筆者は当時の厳しい体験を、家族会の席などで幾度となく聞く機会を得た。

③性感染症としてのHIV/エイズ：セクシュアリティのテーマ

・その後、HIV感染は主に同性間の性的接触による性感染症として拡がっていった。臨床の現場でも同性愛の感染者に出会う機会が増え、恋人（パートナー）への感染告知やセクシュアリティのカミングアウト（周囲への告知）の問題、社会での生きづらさなどが重要なテーマになっていった。地域では性的マイノリティ（少数派）によるNGO/NPOの活動が徐々に活発になった時期でもあり、HIV感染者の人権擁護と支援のためのサポートグループが次々と全国で設立された。

④治療薬の開発：急性疾患から慢性疾患への移行

・1990年代の抗HIV薬の開発は目覚ましく、特に、複数の薬剤を組み合わせて投与する「カクテル療法」により、患者の容態は劇的に改善されるようになってきた。エイズ＝「死の病」から、長期に上手に付き合えば「普通に生きていける病」へと、エイズの病名自体は変わらないが、その病の特徴は急性疾患から慢性疾患へと大きくシフトしていった。現在も新薬の

開発と服薬方法の改善が進行中で、1日に一回一錠の治療法も可能となり、また月一回の注射による治療も始まりつつある。「HIV と共に生きる」時代がより現実なものになっている。

・母子感染に関しても、妊婦検診時の HIV 感染の有無の確認、妊娠期間中・周産期の感染妊婦への HIV 治療などによって、出生児の感染確立はほぼゼロに抑えられるようになってきた。

⑤受療の歴史と医療体制の確立

・HIV/エイズの特徴として、毎日の治療薬の服用遵守が重要なテーマの一つであり、また長期療養においては、高額な治療薬対応のために障害者手帳・自立支援医療などの福祉制度の活用が欠かせない。そのため、患者の支援には、医師、看護師に加え、薬剤師、ソーシャルワーカーの参画も必要になってきた。この経緯から、カウンセラーを含む多職種の連合体による支援体制が求められ、その結果として「チーム医療」の体制が出来上がっていった。チーム医療を医療現場に正式に定着させるきっかけ作りにもなった貴重な動きである。

⑥「治療が予防」という新たな考え方：U=U（Undetectable=Untransmittable）と PrEP（「プレップ」と発音する）

・HIV/エイズでは、世界に向けて方針を発信する際に非常に分かりやすいフレーズを用いる歴史がある。この U＝U も、その一つである。

　効果的な治療によって HIV のウイルス量を検出限界値以下（Undetectable）のレベルに継続的に抑えることができれば、性行為によって、これまでのような他の人への感染が起こらない（Untransmittable）ということを端的・明瞭に表す言葉として、U＝U（「ユー・イコール・ユー」と発音する）が用いられている。

・また、特定の治療薬を予防薬として活用するという方法も先進国では

HIV 感染予防として市民権を得ている。これは、「薬剤を服用する目的は、症状を改善させたり治療することである」という定義を大きく覆す考え方であり、非常に斬新的な発想と言える。

　PrEP とは、Pre-Exposure Prophylaxis（曝露前予防内服）の略で、HIV 陰性者（HIV に未感染）が HIV 感染を予防するために、HIV に曝露する（さらされる）可能性がある前（例：HIV 陽性のパートナーと性行為を持つ前）に、抗 HIV 薬を服用する方法である。日本では使用目的が予防のため、保険適応の対象になっていないが、今後その使用承認のための議論と法整備が期待されている。

⑦そして「今」

　ごく簡単に HIV/ エイズの経緯と現時点での特徴を記載したが、全てがバラ色に変化したのではない。今でも社会的偏見や差別を始め、薬剤の副作用、認知障害、がんの合併症など心身の様々な課題は多く残っており、感染者は長期療養のなかで、日々様々な適応を求められている。

　日本の社会に 1980 年代に突如として出現した HIV 感染症は、昨年 2021 年には米国の疫学週報、MMWR（Morbidity and Mortality Weekly Report）に正式に記録されてちょうど 40 年が経った。一つのマイルストーン（一里塚）として世界で様々な特集が組まれたが、HIV/ エイズとの闘いは道半ばである。今後もこの独特な感染症から新たな課題が人類に投げかけられるだろう。私たちひとり一人がどのように答えを見出すのか、その模索はこれからも続いていく。

3) MERS と SERS、そして新型コロナウイルス感染症（COVID-19）：3 つのコロナウイルス

　コロナウイルスのうち、7 種類のコロナウイルスは人間に病気を引き起こすことが知られている。現在、そのなかの 3 種類のウイルスは、重症の肺炎

などを起こし感染者は死に至る場合がある。

　その3種類とは、SARS コロナウイルス（SARS-CoV）、MERS コロナウイルス（MERS-CoV）、そして SARS コロナウイルス2（SARS-CoV-2）である。

　この3種類のコロナウイルスは全て2000年に入って見つかったもので、SARS-CoV は、2003年に重症急性呼吸器症候群（SARS）の原因として特定、MERS-CoV は、2012年に中東呼吸器症候群（MERS）の原因として特定、そして SARS-CoV-2 は、2019年末に中国武漢で、新型コロナウイルス感染症（COVID-19）を引き起こすウイルスとして特定された。SARS の原因となるウイルスと COVID-19 のウイルスは関連しているものの違いもあるため、新型コロナウイルスは、SARS コロナウイルス2（SARS-CoV-2）と呼ばれている。これら全てのウイルスは重度の呼吸器感染症を引き起こす。また動物から人間に感染する特質を持つため、人畜共通感染症病原体とも呼ばれている。

　この関連する3つの感染症の違いはどこにあるだろうか。最近、徐々にCOVID-19 の特徴が明らかになりつつあるが、SARS/MERS との大きな違いは、その感染の伝播力の強さである。前述の二つの感染症は、その発生と拡大地域は限られていた。SARS は、主に中国（広東省）からその周辺の30国あまりの国々に広がり、感染者数は8,098人で終息している。MERS に至っては、サウジアラビアなどのアラビア半島に限られ、感染者数は2,494名である。しかし、感染症の致命率は、MERS は約35%、SARS は約10%と高い水準だった[9][10]。一方、COVID-19 は全く逆で、感染は世界中に拡大しており、2022年4月5日の時点で、感染者数は491,441,483人と報告されている。地球上のほぼ5億人の人々が約2年半の間に感染したことになる。この感染者数の多さと増加率は驚くべき事態である。一方で、死亡者数は6,152,898人で、致命率は約1.5%と二つの感染症と比べ格段に低い。現在、ワクチンや悪化予防の治療薬の開発が継続中であり、この致命率はより低くなることが予測される。言い換えれば、人間を宿主としてこの地球上により長く生息する可能性が非常に高いウイルスである。

4) 新型コロナウイルス感染症（COVID-19）の特徴について：
　　格段に強い影響力

（1）日本の COVID-19 の感染状況

　新型コロナウイルス感染症（COVID-19）の出現については、読者の方々の記憶にも新しいと思う。この感染症は、2019年末に中国武漢で初めて感染者が確認され、その後急速に世界に拡大した。感染者数などは上記に示している。

　日本における 2022 年 4 月の感染者累計数は、すでに 600 万人を超え、700万人に近づきつつある。そして現在、第 7 波の感染が現実のものとなっている。変異株によって、その感染力や後遺症の症状の特徴も異なり、変異株が入れ替わる度にパワーアップしている。

　特に、第 5 波と第 6 波では、家族間や恋人間での感染が増えており、この感染症はますます私たちにとって身近な存在となり、「誰が、いつ感染してもおかしくない」状態を作りだしている。

（2）ワクチンの出現とその効果

　COVID-19 では、ワクチンが非常に強い効力を発揮している。ワクチンの開発・製造と普及によって多くの人々の重症化を押さえることが可能になった。しかし一方で、世界の不均衡さと不平等を白日の下に曝けだしている。ワクチンの接種率については、先進国と開発途上国の間に大きなギャップが生まれ、先進国では 3 回目の接種が進む中、途上国ではまだ 1 回も接種できない人が世界で 36％、アフリカでは 84％に上る。

　感染症は前述したように、人の移動とともに簡単に国境を越える。世界の一区間だけに予防対策を張り巡らしても、ウイルスがその他のエリアに広がり続ければ、そこで何らかのウイルスの変容が起こり（新たな変異株の出現など）、その変容したウイルスがまた予防した元の区間に再流入という動きも

可能性としてある。世界全体を視野に入れた予防とケア対策が求められるのは、「一国の問題は世界の問題」という状況を作り上げる感染症の特質から来ている。特に、今回の COVID-19 のパンデミックはそのことを如実に示している。

(3) 医療体制：エッセンシャルワーカーへの負担

　「今回の医療は災害医療である [11]」と、第一波からの医療対応を振り返る学会主催のシンポジウムなどでは、何度もコメントが寄せられた。感染症分野はもともと医療のなかでマイナーな部分であり、入院ベッドの確保数も徐々に減少傾向にあった。そのなかでの COVID-19 の出現である。特に2021 年は重症化の患者が続出し、そのための早急な治療体制の整備に医療現場は日々追われていた。予測困難な自然災害の対応と類似した緊急対策を現場は求められていた。

　戦場のような医療現場の慌ただしさに医療従事者の心身の負担感は深刻になっていったが、それに加え、今回取り扱う疾患が感染症であったため、住民の感染症忌避感や拒否感の標的となり、本人のみならず家族も偏見と差別を経験した。この点は、これまでの災害医療の実態とは大きく異なるところである。その結果、何が起こるか。最前線で患者の医療を請け負う医療従事者の疲弊感の深刻化である。また、オミクロン株の感染力の増大により、現場の医療従事者の感染拡大も心配されるところである。第一線で、それこそ使命感で命を張って従事してきた医療従事者にクラスターが出た場合、医療体制の質と量は格段に低下する恐れもある。

　このような現場の医療従事者のメンタル面での疲弊に、心理職としてどのように関与できるかは喫緊の課題である。心理職による職員支援については3 章で取り上げており、読者はそこにも注目していただきたい。

(4) 感染者の精神疾患リスクと後遺症

　新型コロナウイルス感染症によるメンタルヘルスへの影響については、感染症が発生した直後のものから感染が陰転化した後の感染者のメンタル面の長期フォローのものまで、数多くの研究のレビューが報告されている[12]。

　また、最近の米退役軍人省の医療記録を分析した研究では、「陽性確認（感染判明）から1年後までの感染者をコントロール群の非感染者と比べ、精神疾患の診断を受ける可能性は46％、薬の処方の可能性は86％高い[13]」ことが判明した。また、疾患別で診断されるリスクは、コントロール群よりも、うつ病が40％、不安障害が35％、心的外傷後ストレス障害（PTSD）などが30％、睡眠障害が41％高くなっている。この傾向は、入院治療の有無と関係なく、感染者全体の傾向として認められると指摘している。

　日本においても感染症の推移は現在も続いており、感染者の長期的なメンタルヘルスの検証とその検証に基づく支援のあり方についての取り組みが望まれる。

　また、第一波の後半から後遺症の問題が浮上しており、当初は味覚障害、嗅覚障害、脱毛、倦怠感が主な症状だった[14]。その後、脳への影響として「ブレインフォグ」や認知機能の問題（記憶力や集中力の低下など）が取り上げられるようになった。しかしこの分野は未知の部分が多く、「脳の可塑的な要素（自己治癒力）を鑑みると後遺症自体も半永久的なものであるかどうかは未だ不明[15]」とされている。

　後述する「コロナの電話相談」でも、この後遺症を訴える相談者は特に第6波で増加した。後遺症に苦しむ感染者への治療はまだ確立しておらず、多くのクリニックでは対処療法的な対応が行われている印象が強い。ただ、当事者は、後遺症によって職場復帰に自信が持てず、孤立状態で悩むことも多い。援助として、後遺症に苦しんでいるのは本人だけでないこと、後遺症の症状緩和には時間がかかること、そして、周囲へ後遺症理解が進むような働きかけが重要であることを理解してもらい、相談者とともに具体的に「今で

きること」を考える姿勢が重要である。

4. まとめ

　COVID-19 は新しい感染症である。またその特徴は短期間に次々と変化している。この感染症の実態把握は非常に難しく、特に後遺症については、第1波時と現在ではその症状に異なる点も多く、検証研究もまだ道半ばである。HIV 感染症の変化のペースもかなり速いと感じていたが、今回の感染症の変容はあまりに目まぐるしく、僅か3年弱の期間のなかでこれほどの変化を起こすウイルスがあるとは信じがたい状況である。しかし日々の適応や予防とケアは、その変化する状況に合わせて迅速に実施する必要があり、決してウイルスの変わり身の早さに置いていかれてはならない。いつか収束することに希望を持ちつつ、今はこのウイルスとしっかり向き合うことが重要であろう。

（矢永由里子）

引用文献

1) 飯島渉（2018). 感染症と私たちの歴史・これから　清水書院
2) W.H. マクニール　佐々木昭夫（訳）（2007). 疫病と世界史（上）　中央公論新社
3) J. マン・D. タラントゥーラ　山崎修道, 木原正博（監訳）（1998). エイズ・パンデミック―世界的流行の構造と予防戦略　日本学会事務センター
4) A. カミュ　中条省平（訳）（2021). ペスト　光文社
5) 内田博文（2014). 強制隔離政策と人権　無らい県運動研究会（編）ハンセン病絶対隔離政策と日本社会―無らい県運動の研究　六花出版
6) 日本大百科全書（ニッポニカ）（2018).「新興感染症」の解説（2018年11月19日）　https://kotobank.jp/word/%E6%96%B0%E8%88%88%E6%84%9F%E6%9F%93%E7%97%87-537342（2022年1月13日取得）
7) 豊田恵美子（2010). 多剤耐性結核　日本老年医学会雑誌, 47, 174-179.
8) 国連合同エイズ計画（UNAIDS）（2020). ファクトシート―グローバル エイズ アップデート 2020　https://api-net.jfap.or.jp/status/world/pdf/factsheet2020.pdf（2022年1月13日取得）

9) 国立感染症研究所（2005）. SARS（重症急性呼吸器症候群）とは　https://www.niid.go.jp/niid/ja/（2022年1月10日取得）

10) 国立感染症研究所（2014）. 中東呼吸器症候群（MERS）とは　https://www.niid.go.jp/niid/ja/（2022年1月10日取得）

11) 長﨑洋司・野田英一郎・田邉郁子・川鍋智子・衛藤暢明・佐野正・桑野博行（2021）. シンポジウム「COVID-19と医療パラダイムシフト」, 日本医療マネジメント学会第19回九州・山口連合大会. 2021年11月20日開催.

12) Rogers, P. J., Chesney, E., Oliver, D., Pollak, T., McGuire, P., Fusar-Poli, P., … David, A.（2020）. Psychiatric and neuropsychiatric presentations associated with severe coronavirus infections: a systematic review and mete-analysis with comparison to the COVID-19 pandemic. *Lancet Psychiatry*, 7, 611-627.

13) Xie,Y., Xu, E., Al-Aly, Z.（2022）. Risks of mental health outcomes in people with covid-19: cohort study. British Medical Journal, 376. doi:10.1136/bmj-2021-068993

14) 朝日新聞：治っても後遺症？新型コロナの恐ろしさ、新たな闘い. 2020年7月18日朝刊.

15) Golllub, L. Randy.（2022）. Brain changes after COVID revealed by imaging. Nature. doi: https://doi.org/10.1038/d41586-022-00503-x

3節　感染症と公衆衛生

1.　はじめに

　近年、これほどまで全国民を巻き込んだ感染症がなかったからだけではなく、教育先進国であるはずの日本で、科学的な普及啓発が十分行われてこなかった事実をどう伝えればいいか、出稿まで推敲を重ねていた。

　感染症対策は科学的な事実を細かくかみ砕くと中学生でもわかることがほとんどである。一方で一つひとつの事実をつなげ、重層的に考え、必要な対策を実践することは非常に難しく、人はつい「で、何をすれば予防ができるの？」「単純な答えを教えて」となりがちである。本稿を通して感染症対策の基本的な考え方をご理解いただければ幸いだ。

2.　感染症対策に不可欠な公衆衛生の視点

1）臨床＋公衆衛生の視点から

　1955年生まれで小学生の6年間をアフリカケニアの現地の小学校で過ごしていた私は友人と中央アフリカの方で若い人がやせて死んでいく slim disease の噂をしていた。この病気こそが医者になった1981年にアメリカで発見された AIDS（後天性免疫不全症候群）だった。しかし、1994年8月に第10回国際エイズ会議が横浜で開催されることになるまで私にとって他人事だった。

　開催地の神奈川県や横浜市では、感染している人がホテルに泊まって大丈夫なのかとパニックになっていた。私は保健所で公衆衛生医として HIV/AIDS の普及啓発を行う一方で、県立病院で泌尿器科医でありながら HIV/

AIDS の診療にも従事するようになっていた。この2足の草鞋を履き続けてきたからこそ、公衆衛生をきちんと理解していなかった頃は感染している当事者に正論を押し付け、むしろ苦しめていたことに後になって気づかされることになった。

2）人は経験に学び、経験していないことは他人ごと

　普及啓発活動の一環として、ラジオ番組で HIV に感染していることをカミングアウトしていたパトリックと共演した。日本語が堪能なゲイのアメリカ人で、後に私の親友かつ患者になっていた。忘れもしない 1994 年 1 月 29 日、トークが盛り上がり、これからもよろしくと握手をした瞬間、彼の汗が私の手についた。手にささくれや傷がある。汗（体液）の中に HIV がいる。

　パニック状態になった私は 3 か月後に勤務先の保健所でエイズ検査を受けていた。一人で受けると「どうして検査を？」と言われかねないので、「国際会議に向けて皆さんエイズの人の気持ちになって検査を受けましょう」と呼びかけていた。もし検査を受けた人の中で陽性、感染している人がいたらプライバシーなど守られるはずもなかった。結果は全員陰性。その時初めて感染経路について深く考えるようになった。

　考えれば当たり前のことだが、HIV に感染するということは、HIV が感染する CD4 陽性リンパ球に入り込む必要がある。CD4 陽性リンパ球は血管内に存在するが、手に傷があっても、止血されていれば傷には被膜が形成されており HIV は血管内に入れない。けがで出血していれば、それこそ血管の中に入り込めない。そのことに気づいてからは「ウイルスは、どこから、どこへ、どうやって」という感染経路の基本に立ち返って考えられるようになった。人は経験に学び、経験していないことは他人ごとということを思い知らされた。

3) エビデンスとは？

　ところが当時、「止血されている傷にHIVが含まれている血液や汗を付着させても絶対に感染しないというエビデンスは」と聞かれて戸惑ったのを覚えている。そのような実験をした論文はあろうはずもなく、返答に困っていた。しかし、同じようなやり取りが新型コロナウイルス対策を考える際にも繰り返されていた。一例が「キスによる唾液の交換で新型コロナウイルスに感染する」と話したところ、「キスで感染するのは呼気の中のエアロゾルが原因」との主張と共に、唾液の交換で感染するというエビデンスを示せと言われた。

　ケニアの小学校は英語がnativeだったが、帰国後日本人が使うカタカナ英語に触れるにつれ、微妙にニュアンスの違いを感じてきた。英英辞書でevidenceは "The available body of facts or information indicating whether a belief or proposition is true or valid."、すなわちその時点で入手できる事実や情報に基づき、その信念や提案が真実か、有効かを考えたり判断したりしていることを言っている。ところが広辞苑にはエビデンスは「証拠。特に、治療法の効果などについての根拠」とある。

　公衆衛生、健康づくりの分野で、明確な、ゆるぎのない証拠や根拠、論文を示せることは必ずしも多くはない。だからこそ、公衆衛生の役割は、いろんな人との対話の中から、現時点で考えられる対策を提案し、少しでも実践してもらい、健康被害を減らすことである。逆に確固たる、揺るぎのない根拠を求める人は、実は考えることを放棄しているとも言える。

4) リスクとリスクコミュニケーション

　公衆衛生では「リスク」についての正確な理解も不可欠である。広辞苑でリスクは「危険」とされ、日本人は感染症対策でゼロリスクを求める。しかし、英語でのriskは "A situation involving exposure to danger."、すなわち

危険への曝露につながる状況を言い、感染症で言えば、情報や検証不足、知識の無さ、基礎疾患の有無といったことを意味し、目指すべきところは risk reduction である。ちなみに防災の英語は disaster risk reduction だが、災害対応でも日本と欧米で目指しているところがずれていると思うのは私だけだろうか。

コミュニケーションの語源はラテン語のコムニカチオ（communicatio）、すなわち「分かちあうこと、共有すること」である。しかし、リスクと risk の違いのみならず、特に危機的な状況に対する一人ひとりの思いは大きく異なる場合が多い。だからこそ重要になるのが、リスクコミュニケーションである。

リスクコミュニケーションのキーワードは、情報伝達、意見交換、相互理解、責任の共有、信頼の構築。リスクに関わることは意見の一致を見ないことを踏まえ、リスクコミュニケーションを繰り返す中で最終的に責任の共有につながる信頼の構築が求められる。リスクコミュニケーションで重要なことは意見交換を繰り返すことだが、人はともすれば自分で判断できない、判断に迷いが生じる時リスクコミュニケーションを中断し、専門家と言われる人たちの発言をとりあえず信じておこうとし、考えることを放棄する人が少なくないこともまた risk である。

5）ハイリスクアプローチとポピュレーションアプローチ

健康づくりの分野では検診を含め、早期発見、早期対応、ハイリスクアプローチが広く行われている。自殺を例に考えると、自殺の原因としてうつ病、生活苦、家族の不和、いじめなどが考えられ、それらを早期に発見し、精神科受診や生活援助、相談、いじめの解消などの支援を行うことがハイリスクな、悩んでいる個人への支援、ハイリスクアプローチ対策である（図1）。しかし、早期発見、早期対応だけで全ての自殺が防げないことは多くの専門家が経験していることである。

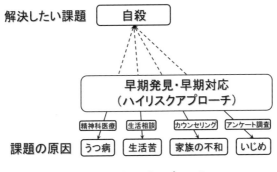

図1 ハイリスクアプローチ

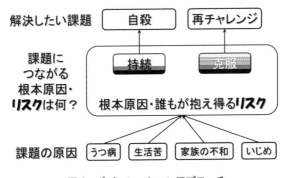

図2 ポピュレーションアプローチ

　一方でハイリスクアプローチと対比して語られるポピュレーションアプローチを、集団への普及啓発と勘違いしている専門家が多い。実際、私もそのように教わり、信じ込んでいた。しかし、ハイリスクアプローチ、ポピュレーションアプローチの考え方を紹介したジェフリー・ローズの原文を読むと、ポピュレーションアプローチは「社会にまん延している risk へのアプローチ」と書かれている（図2）。その risk を克服できる人は同じような苦しい境遇にあっても自死することなく再チャレンジに向かえる。では、この risk とは何か。

6）マズローの hierarchy of needs（ニーズの階層）

　健康日本 21 の第 2 次計画で、ソーシャルキャピタル、地域のつながりが重要であると指摘されている。そのことを裏付けてくれていたのが欲求の 5 段階説と訳されていたマズローの hierarchy of needs だった（図 3）。マズローは人が必要としていることを具体的に示しつつ階層化している。生理的に必要なこと、安全上必要なことまではわかりやすいが、所属と Love のところが日本語訳の段階で原文との意識のずれが生じたと考えられる。キリスト教関係者から Love の最初の日本語訳は「御大切、大事」だと教わり、エリ・ヴィーゼルが love の反対は無関心（indifference）と言った意味が腑に落ちた。さらに自己実現と訳されていた self-actualization はその人の才能や潜在能力に応じて、できることを具現化することで道徳心、課題解決力、偏見がない、現実の受容につながることが理解できた。すなわちソーシャルキャピタルが醸成され、人と人がつながったところで大切に、大事にされていれ

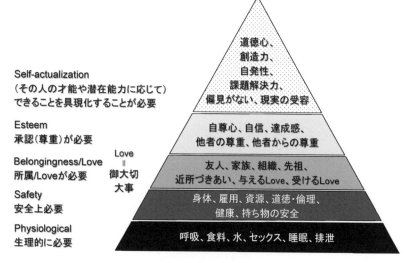

図 3　Maslow's hierarchy of needs

ば、様々な困難を乗り越える能力や環境が身につくことを示している。

　自殺は近年ずっと低下傾向にあったが、常に男性の自殺が女性のほぼ倍という状況だった。しかし、コロナ禍では2020年、2021年ともに、女性がすべての年代で自殺が増えた。これは人と会って、会話をする中で心を癒していた女性がその機会を奪われたからと考えているが根拠は示せない。

7）ハイリスクアプローチが生むヘイトスピーチ

　ハイリスクアプローチの考え方は一般の人にも理解されやすい一方で、その落とし穴への注意が必要である。HIV/AIDSの初期の頃、ハイリスクな、感染リスクが高い機会や人として男性同性間性的接触、ハッテン場、新宿2丁目、風俗産業、不特定多数との性交渉などが掲げられ、このような感染機会や人たちの排除、排斥を煽るような偏見、差別、誹謗中傷、誤解に基づいた情報発信が行われた。

　法務省のホームページにヘイトスピーチとは「特定の民族や国籍の人々を、合理的な理由なく、一律に排除・排斥することをあおり立てるもの」とされている。HIV/AIDSの普及啓発で発信された内容は「特定の地域や性的指向の人々を、合理的な理由なく、一律に排除・排斥することをあおり立てるもの」であり、ヘイトスピーチそのものであった。

　新型コロナウイルスの場合も、感染リスクが高い機会や人として、夜の街、ホストクラブ、接待を伴う飲食店、酒の提供店、カラオケ、ライブハウス、喫煙所などがやり玉に上げられたが、これらも科学的根拠に基づかない、偏見、差別、誹謗中傷、誤解を助長した感染機会、感染者の排除、排斥だった。

8）正解依存症に注意を

　一方で科学的な見地からの情報提供は時として、感染した当事者を苦しめるメッセージになることがある。コンドームの達人としてHIV/AIDS予防に奔走していた時、性教育へのバッシングも根強く、逆に抵抗するがごとく

「HIV/AIDS 予防にはノーセックスかコンドーム」と叫んでいた。しかし、その後、このスローガンを聞いた中高生に、「HIV にもし感染した時には、『岩室先生が教えてくれた正解を守れなかった自分は岩室先生の外来に行けない』」と思わせていた可能性に気づかされた。

　私が考える正解依存症とは、「自分なりの正解を見つけると、その正解を疑うことができないだけではなく、その正解を他の人にも押し付ける、自分なりの正解以外は受け付けない、考えられない病んだ状態」を言う。正解依存症はリスクコミュニケーションの大きな障害になる。

9) 普及啓発に立ちはだかる社会の壁

　感染症の普及啓発で必要なのは、科学的見地による感染経路の遮断や回避につながる対策の紹介である。しかし HIV/AIDS の普及啓発を始めた頃、HIV の感染予防に不可欠なコンドームの実物を高校生に見せている記事が新聞に掲載されたところ、神奈川県議会で「このような教育はおかしい」と指摘された。同じようなことは東京都立七尾高等養護学校での性教育バッシングで繰り返されただけではなく、中学校の保健体育の教科書でコンドームの写真を掲載しているというだけで採用が見送られるため、現在、すべての教科書からコンドームの写真は消えてしまった。「教科書に載っていなくても子どもたちは勝手に入手して遊ぶ中で学ぶから心配ない」とイマドキの若者を知らない大人は言うが、私が講演の際に身につけているネクタイの柄がコンドームだとわからない高校生が増えている。

　新型コロナウイルス対策の解説ということで、2020 年 8 月 13 日、某テレビ局のワイドショーに出演した際にそのコンドーム柄のネクタイをして行ったら、視聴者からのクレームが出ると困るとのことで外すように求められたが断った。さらに、欧米で日本以上に新型コロナウイルスの感染拡大が起きているのは「キスで感染するから」と話したら、スタジオ中が凍った。20 代、30 代の感染者が多いのは正確な情報が伝わっていないからではないか。性

的なことに拒否的な感情を抱く気持ちも理解できるが、普及啓発の大きな壁になること認識しつつ対策を考えることが求められている。

10）国際保健と日本の公衆衛生の視点の違い

　1994 年の国際エイズ会議で、欧米の研究者がアフリカで HIV 感染拡大予防のため、男性の包皮割礼手術が効果があると発表した。泌尿器科医で当時から日本の子どもの包茎手術に反対していた私は、「包皮をむいて包皮内を清潔にすれば感染リスクは下げられる。さらにコンドームを使えばいい」と質問した。それに対して、「あなたはアフリカを知らない。そもそも無症状感染があることも知らず、体の清潔を保つための水もなく、コンドームを使うことを理解させることは困難」と反論された。確かに公衆衛生で丁寧に情報を伝えると多くの人が正確に理解し、実践に結び付けてくれる日本とは環境が違うことを自らの経験を含めて実感し、反省した。

　翻って今の日本の新型コロナウイルス対策はどうか。大学の 3 年先輩の尾身茂先生をはじめ、現在日本の新型コロナウイルス対策をリードしている諸先生方は海外で目覚ましい業績を挙げてきた人たちだ。しかし、日本人に必要な対策とは、「ウイルスは、どこから、どこへ、どうやって」といった一人ひとりが考え、実践できる生活習慣の獲得に向けた丁寧な情報提供だということをご存じ無いからか、3 密、ソーシャルディスタンス、換気といった曖昧なメッセージしか人々に伝わっていないと思っている。

3.　感染症対策の考え方

　中学生が学ぶ教科書には、感染症を予防するための対策として、感染経路の遮断、発生源をなくす消毒や殺菌、体の抵抗力を高めるワクチンと書かれている。しかし、感染症について正確に理解をし、一人ひとりができる感染症対策を考えるためには、次の三つのステップで考える必要がある。

①どういうことが起こるとその病原体による感染が成立するのか。

②病原体はどのような経路で感染するのか。

③感染を予防するために、感染をしても重症化しないためにできることは何か。

次に、感染症対策について、ポイントと課題を示したい。

1)「感染に必要なウイルス量」という視点

ウイルスが1個でも体内に入れば感染が成立するのではない。感染力が非常に強いノロウイルスでも 10 〜 100 個程度が体内に入らなければ感染は成立しない。抗 HIV 薬を服用し、血液中のウイルス量が検出限界以下（Undetectable）になっていれば、コンドームなしでパートナーと性行為を行っても相手に感染させない（Untransmittable）、U=U が常識となっている。もちろん、精液、膣分泌液に HIV は確実に存在するにもかかわらずである。

新型コロナウイルスの場合、人間では実験できないがアカゲザルで感染が成立するためには数千から数万個のウイルスを吸入させる必要があることがわかっている。すなわち、感染を予防するにはもちろんウイルスが体内に侵入することを完全に阻止することを目指すのではなく、体内に侵入するウイルス量を減らす工夫をすることがリスクリダクション、感染予防対策として重要である。

2)「感染力が強い」ことの意味

人が新型コロナウイルスに感染する際に、体内にウイルスを引っ張り込むのが ACE2 レセプターで、目、鼻、口、喉、肺などに多く分布している。子どもたちはこのレセプターが少ないため、デルタ株までは感染者数が少なかった。しかし、感染力が強いオミクロン株になってから子どもたちの感染者数が増えたのは、ACE2 レセプターが少ないにも関わらず、その少ないレ

セプターで取り込まれた少ないウイルス量で感染が成立するためと考えられる。

3）ウイルスの出口と進入口

　意外と理解されていないのが新型コロナウイルスの出入口である。新型コロナウイルスは主に感染している人の口から出る。もちろん便にも出るが、便に混じって出たウイルスが、感染する人の進入口である目、鼻、口（口腔内、喉、肺）に入る方法は限られている。背が低い子どもが見上げている状態で、飛沫を通すポリウレタンマスクをした大人が子どもに話しかけると、目に、口に飛沫が飛び込む。キャバクラで感染したという人は、マスクなしのキャバ嬢さんに膝枕をしてもらいながらおしゃべりを楽しんで感染した。スマホをいじったその指でポテトフライをつかみ、口の中に入れればウイルスが口の中に運ばれる。このように、ウイルスは、どこから、どこへ、どうやって、を考えることが重要である。

4）なぜ感染経路が多いのか

　新型コロナウイルスは感染している人の口から、ウイルス本体の周囲に水分をまとった形で排出される。水分量の違いで唾液、飛沫、エアロゾルという形態となる（図4）。唾液はもちろんのこと、水分量が直径 $500\,\mu$m の飛沫は口から出ても体の近くに落下する。水分量が $5\,\mu$m の飛沫は 2m ほど先に落下する。エアロゾルは水分量が $5\,\mu$m 未満のものを言い、1 時間程度 10 m 程度の範囲を浮遊する。湿度が低い環境だと水分が蒸発し、$0.1\,\mu$m のウイルスが露出して空気中をさまよい続ける空気（飛沫核）感染が起こると言われている。唾液、飛沫、エアロゾルは最終的には落下し、手や物を介した接触（媒介物）感染の原因となる。

　すなわち、感染経路として、飛沫、エアロゾル・空気（飛沫核）、接触（媒介物）、唾液の4つの感染経路を念頭に感染経路予防策を考える必要がある。

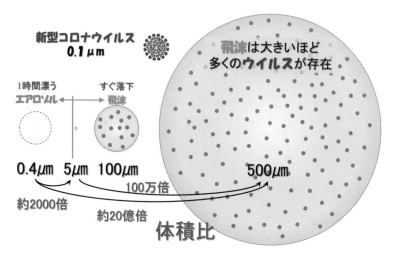

図4　新型コロナウイルスと大小の飛沫

5）マスクの有用性と限界

　新型コロナウイルス対策で見逃されがちなのが、マスクの有用性と限界である。鏡に向かって息を吹きかけた際にエアロゾルが付着して鏡が曇る様子を、マスクの有無、マスクの材質別に検証した（図5）。布マスクとポリウレタンマスクは口腔内、肺内の温度上昇のため、マスクなしより多くのエアロゾルを排出している。一方で不織布マスクだと正面の鏡の曇りは少ないが、メガネが曇るように、顔とマスクの隙間からエアロゾルが漏れていることがわかる。

　さらにポリウレタンマスクだと、エアロゾルの中に大粒の飛沫がマスクを通過していることが確認される。そのため、手元の料理に飛沫を落下させてはならない調理人の飛沫排出予防のためには、不織布マスクが必須である。

6）飛沫感染予防のポイント

　ここで改めて「飛沫は何メートル飛ぶか」を考えたい。飛沫は2メートル

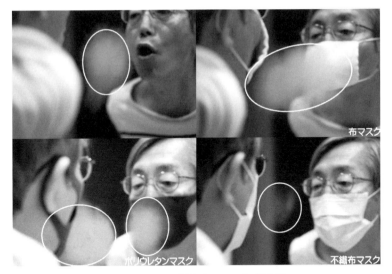

図5　マスクの素材別エアロゾル排出量

先に落下する。すなわち、2メートル離れていればマスクを装着していなくても飛沫感染は成立しない。「いやいやエアロゾルは……」と思った人もいるだろうが、ここでは飛沫感染の話である。感染症対策の難しさは、感染経路の話も、区別し整理して理解する必要があること。

　2メートル先に落下するということは少し近い距離であっても相手の顔に飛沫はかからないが、小さい子どもだとかかる。大きなくしゃみで飛び出す飛沫は左右にも飛び散るかもしれないが、会話で出る飛沫は前方向に飛び出す。少し角度をつけたり、同じ方向を見てカラオケなどをし、隣にいる人の飛沫は浴びせたりしない工夫が求められている。競技場で全員がグラウンド方向を見ている場合は、マスクなしでも飛沫感染は予防できる。

7) エアロゾル感染・空気（飛沫核）感染予防のポイント

　エアロゾルの産生量を減らすには、マスクを外すことが有効である。空気が乾燥していると、エアロゾルの水分が蒸発してウイルスが露出した飛沫核

の状態になるため、加湿は空気（飛沫核）感染対策としては有効である。しかし、エアロゾル感染対策も空気（飛沫核）感染対策も空気中にウイルスが存在することに変わりはなく、加湿以外は対策は同じであり、ここではエアロゾル感染対策として詳述する。

　エアロゾル感染対策として換気の重要性が指摘されているが、換気という言葉自体が誤解を生んでいる。エアロゾル感染を予防するには、吸入するエアロゾルの量を可能な限り減らすことが求められる。ここで、参考になるのが空気（飛沫核）感染の代表格の結核対策である。保健所職員として結核患者に対応する際は、結核菌の通過を 95％減らせるとされる N95 マスクも使用するが、このマスクは密着させて使用すると連続で 20 分程度しか装着できないため、基本的に患者の風上に立ち、患者の搬送時には旧型の救急車を要請し、前席と後席の窓を開け、空気の流れを創出し、患者が常に風下に座ることを心掛けた。

　エアロゾルは空気中でよどんだ状態で滞留するため、排気するための換気扇に加え、サーキュレーターで換気扇に向けた空気の流れを創出する必要がある。2酸化炭素濃度計はあくまでも 2 酸化炭素の濃度を測っているだけで、空気が入れ替わっていてもエアロゾルがそこに滞留し続けていれば感染は起こる。北海道のアイスホッケー場で、筆者が講演で尋ねた高校の体育館でクラスターが発生したのは、積極的に空気を撹拌し排気する対策が行われていなかったからである。大浴場で会話禁止をうたっているところがあるが、残念ながらエアロゾル対策が必要という発想は浸透していない。天井付近の換気扇を回しても、空気は入れ替わるが湯気同様、空気より重いエアロゾルは滞留し続けるため、エアロゾルを拡散させ、吸入するウイルス量を減らすとともに、排気をはかるための対策が求められる。

　ちなみに、ある保育所では空気清浄機を設置していたが、その清浄機の空気の吸引口の前で子どもたちが遊んでおり、エアロゾルが濃縮された状態になっていたため、その点を注意した。

8) 接触（媒介物）感染予防のポイント

　新型コロナウイルス対策として、手洗いや手指消毒が奨励されているが、なぜ、いつ、どこを洗えば、消毒すればいいのかについては説明不足である。手や指についたウイルスが目、鼻、口に入らないようにすればいいだけである。食事の際に箸を使う場合、料理に直接触れなければ手洗いは不要である。素手で料理を食べる場合は、料理に触れる指先の清潔が確保されればいい。一方で手洗い、手指消毒をした後にウイルスが手指に付着する動作をした場合は、再度手指消毒が必要になる。おにぎりやサンドウィッチの包装フィルムにもウイルスが付着している可能性があることを念頭に、ウイルスを口に入れない食べ方の工夫が必要である。

　見落としがちなのが、調理時、会食時に飛沫が料理に付着する場合である。他者に提供する料理の調理時は無口、もしくは不織布マスク装着が必須。会食時はアクリル板使用による飛沫防止とポータブル扇風機によるエアロゾルの拡散が理想。事前のリスク軽減策として、料理の小分け、食器や料理を他者からできるだけ遠くに置くこと、会話をする際はテーブルの中心に料理や食器がないスペースを設け、全員の飛沫をそこに集めるという意識が重要である。

9) 消毒の限界

　嘔吐物や糞便の中に含まれるノロウイルスなどは、適切に処理し、付着した個所を消毒することで病原体を人がいる空間から除去できる。しかし、新型コロナウイルスは、空気中をさまよった後、机や床に落下し続ける。手指衛生の徹底ができない小さい子どもがいる施設では、消毒は必要だが、その限界を承知してもらうためのリスクコミュニケーションが不可欠である。

10) 検査の限界

　感染してウイルスを排出していても、一定量のウイルスが存在しなければ

PCR 検査や抗原検査をすり抜ける可能性があることを承知の上で検査を利用したい。

11）ワクチンの誤解と効用

　インフルエンザのワクチンも新型コロナウイルス用のワクチンと同様で目的は重症化予防である。すなわちワクチンを接種しても感染する可能性がある。ところがインフルエンザワクチンの場合、感染すると「ワクチンの型が合わなかったから」と受け取られ、新型コロナウイルスワクチンで繰り返し指摘されているブレイクスルー感染、すなわちワクチンを接種していても感染する可能性があることが正しく理解されていなかった。

　一方でワクチンに感染予防効果はないわけではない。ワクチンを接種した結果、無症状や軽症で済む人は重症化した場合より排出しているウイルス量が少なく、結果的に他の人に渡すウイルス量が減り、もらった人も感染を回避したり、無症状や軽症で済んだりすることが考えられる。2021 年 10 月から 12 月にかけて感染者数が非常に低いレベルで推移していたのは、ワクチンの効果と言える。一方で 2 回目のワクチンの効果は 6 か月でかなり低くなることが明らかになったが、3 回目のブースター接種が遅れたためオミクロン株の大流行となったと考えられる。3 回目のブースター接種後の抗体価の上昇は 2 回目より高いことがわかっているが、4 回目の接種は 3 回目の 5 ヶ月後以降となった。今後も重症化を予防のための 4 回目、5 回目と言ったブースター接種は必要になると思われる。

12）治療薬の考え方

　治療薬への期待が大きいが、ここでもインフルエンザが参考になる。インフルエンザウイルスに奏効する治療薬は複数あり、確かに服薬で症状が早く軽減する。しかし、ワクチンも治療薬もあるインフルエンザが原因で毎年3,000 人前後の方が亡くなっていることからも、新型コロナウイルスの治療

薬が開発されたとしても、治癒やウイルスの完全除去の効果が期待できるものではない可能性が高い。

4. 事例、当事者との対話の大切さ

　残念ながら、新型コロナウイルス対策についてリスクコミュニケーションはほとんど行われてこなかったと考えている。広辞苑では、「対話」とは向かい合って話すこととあるが、マスコミではどのテレビ局も特定の専門家だけが登場し、自論、持論を述べていた。公衆衛生で重視していることは、当事者の事例を学ぶことである。そのためにも、感染した人たちが自らの経験を率直に話せる雰囲気づくりが必要である。

1) インフルエンザと新型コロナ

　新型コロナウイルスが流行し始めた当初から、インフルエンザと同じではないか、同じように扱うべき、感染症法の2類相当から5類にすべきといった意見がある一方で、別物として対応すべきという意見も根強い。
　インフルエンザは高齢者と子どもを中心にワクチン接種率が高く、治療薬も複数使える状況だが、高齢者を中心に毎年3,000人前後が亡くなっていた。また重症化しないとされている子どもたちの感染は数多いだけではなく、重症者や死者も一定数あった。新型コロナウイルスはインフルエンザと比べワクチン接種をしても死亡率は高く、かつ後遺症も多い上に治療薬もまだ揃っていない段階で、インフルエンザと同じ扱いでいいとは言えない。しかし、リスクコミュニケーションや対話を重ねることで、社会生活を以前と同じ状況に戻せる場面も少なからずあると思われる。

2) 単純化の弊害

　新型コロナウイルスの流行が始まった頃、ある医師から「岩室先生は普及

啓発のプロだから、わかりやすいメッセージを考えて欲しい」と頼まれたが即座に断った。本稿でもわかるように、感染症対策はシンプルな事実の積み重ねだが、全体像を理解した上で予防対策を浸透させることは実は非常に難しい。一方で一般の人もマスコミも「で、何をすればいいのか？」と聞いてくるので、感染症対策の公衆衛生の難しさを承知していないと、「マスク」「手洗い」「換気」「3密回避」と単純化してしまう。

　その結果、言われてみれば当たり前のことが検証されていない。どのような場面でマスクをつける必要があるのか。どのような材質のマスクが必要なのか。エアロゾルはマスク装着でかえって増える事実。エアロゾル対策は換気だけではなく、空気の拡散と排気が必要なこと。3密でも背中合わせで空気の流れがあれば飛沫もエアロゾルも回避可能。これらの感染経路対策の基本的なことが共有されない、考えられない社会になっている。

3）キャバクラでの感染経路について

　前述のキャバクラでの膝枕感染を教えてくれたのは患者であった。常々外来で、「キスや指を消毒しないでタバコのフィルターを触るのは要注意。コンビニのおにぎりの安全な食べ方」を丁寧に説明しているが、このような姿勢が、患者に「主治医の私には正直に話しても良い」という雰囲気を作っていたと思われる。

4）カラオケで感染せず

　2020年3月13日にフィリピンパブに来店し翌日に亡くなった男性客から、直接接客をしていない女性店員が新型コロナウイルスに感染したというニュースがあった。店内に設置されていた防犯カメラの映像を見ると、男性客はマスクなしで来店。待合室で待機後、客席に案内され、その場でアルコールで手指消毒を済ませた後、接客してくれた店員の手を握り、カラオケを楽しんで帰っている。感染した店員は男性客が待合室を出た2分半後に待合室に

腰かけている。ここからは推測になるが、男性客は肺炎を起こしており、マスクをしていないため、素手で受け止めた咳で出た飛沫が付いた手で待合室のソファを触り、そこを女性店員が素手で触ったのち、タバコをその手で触り、口の中にウイルスを運んで感染した可能性も考えられる。

5）タバコの回し飲み禁止

　新宿2丁目のレズビアンのバーで基本的な感染対策を指南した後日、再び店を訪問した際に、こちらが想像だにしていない感染経路対策が行われていた。喫煙可の狭いカウンターだけの店のため、トイレを使用した後とカウンターに座った後とに喫煙直前の手指消毒の徹底する必要性を伝えていた。店長曰く、ここの客はレズビアンが多いため、タバコの回しのみを楽しむ人が多いが、それは禁止したとのことであった。

　ウイルスは、どこから、どこへ、どうやって、を理解してもらえると、こちらが想像だにできなかった感染経路対策が実践できるという事例だった。

6）できる人が、できることを、できる時に、できるように

　未知の感染症対策で「これだけやれば大丈夫」ということは存在しない。大事なことは、「専門家」と称する人の意見を信じ込んだり、自分一人で対策を決め込んだりするのではなく、色々な人との日常的な対話ができる人を増やし、対策としてできることを一つ一つ確認し、それをできる時に実践しつつ、お互いのアイディアを共有できるようになることである。絶対的な正解を求めるのではなく、できることを積み重ね続けることこそが、公衆衛生の基本である。

　筆者のHP（ https://iwamuro.jp/ ）に、新型コロナウイルス対策の動画等もアップしているので参考にしていただければ幸いである。

（岩室紳也）

4節　心理臨床で留意したい5つのポイント

　ここでは、感染症の支援に関わる際に心理職が押さえておきたいポイントを確認したい。次章から始まる具体的な議論の前の総論的な位置づけである。

1. 感染症の対応の基本は、予防とケアの同時進行

　感染症の対応の原則は、予防とケアを同時進行で行い、かつ、この二つを上手にコーディネーション・操作していくところにあると考えている。予防側面とケア側面の両方を視野に入れ、予防への介入と支援的な関わりを同時に進めていくという感じだ。そしてここで重要なのは、この二つの活動に連動性を持たせる点である。片方だけを強化しても、もう一方の機能が稼働していなければ、感染症での活動はうまく回らない。予防への働きかけとケアの受け皿作りを同時に整備し、その二つを上手に連結させる様は、自転車の二輪を操縦するイメージにも似ている。予防という輪とケアという輪の二輪を、ペダルを漕ぎながらハンドルで上手に操作しながら前に進ませる。このような連動性の動きを持たせることで、初めて感染症の取り組みが進展していく。

　一つの実践例を、HIV 検査相談の取り組みに見ることができる。

　図1は、HIV 感染症における検査相談の位置づけと活動の全体像を示したものである。HIV 検査相談の担当者を対象とした人材養成のために、厚生労働科学研究補助金エイズ対策研究事業で作成し[1]、全国の研修で活用した資料の一つである。

　HIV 感染症の施策で欠かすことができない検査をいかに活性化するかは、予防とケア、それぞれの取り組みの強化とその連動性にかかっている。予防

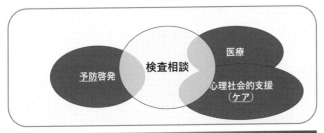

厚生科研：HIV検査相談機会の拡大と質的充実に関する研究

図1　HIV 検査相談：予防とケアの視点を入れたアプローチ

啓発（HIV 感染の予防への知識の普及や予防行動の促し）の働きかけによって、予防行動の促しと検査受検への関心を高め、その結果生まれる検査受検のニーズに応えるためには、検査相談の機会と実施体制の確保が必須である。そして、受検者に検査結果で陽性が判明し HIV 感染が確定した場合は、「その次」のステップとして迅速に医療に繋ぐことが肝要である。その時に HIV 医療を確実に提供できる医療機関（ケア体制）が無ければ、この検査から早期治療への流れは滞ってしまう。患者を診療し治療方針を立て、今後の継続受療を促すための実質上のケア（医療、心理社会面の支援）を提供できるような環境整備によって、HIV 検査相談の一連の取り組みが完成する。また、検査で陰性と判明した受検者の対応も忘れてはならない。受検者の背景には依存症を含む深刻な精神疾患の問題が存在することも少なくない。未治療のままの受検者には受療行動を促したり、感染リスクの高い行為を持つ受検者に今後の予防行動について共に考える機会を提供し、感染リスクを減らす行動変容を後押しする支援も、このケアの役割に含まれる。

2. 全ての取り組みは、検査から

　感染症への罹患の有無は、検査を通して初めて明確になる。COVID-19 の初期に、発熱や咳が感染の指標のようになった時期があったが、発熱症状イコール感染ということにはならない。症状はあくまでも目安で、検査の結果が初めて正確な診断につながる。世界中が感染対策として COVID-19 出現当初から検査整備に躍起になったのはそのためである。検査には、本人の感染の有無を確認し診断に結び付けるという医療的な目的と同時に、早期発見によって周囲への感染を防ぐという予防介入的な目的の二つの役割がある。

　一方で、検査の限界があることを知っておくのも感染症の現場では重要である。検査時の誤情報から心身に大きな影響を受ける可能性もあるからだ。

1）検査の限界

　検査は万能ではない。私たちは、「一回の検査ですべてが分かる」という検査信仰を持ちやすいが、検査は、「なるべく感染の有無を拾う」というイメージに近い。「何を、どこまで拾うか」の目的に添って、検査手段を選ぶことになる。それが現在話題になっている「抗原検査か、PCR 検査か、どちらにするか」の議論へつながっている。

　PCR（ポリメラーゼ連鎖反応：Polymerase Chain Reaction）検査などの正確な検査になればなるほど、感染の有無を確認する精度は上がるが、時間と手間がかかり、結果は「その場」では出ない。また、HIV 感染症の検査には、通常一次検査としてのスクリーニング検査と、その検査で「陽性」と出た場合に行う二次検査（PCR）検査があり、市井のクリニックでは検査実施費用の面からスクリーニング検査を主に使用している。現在、日本でも拡く使用されるようになった HIV 郵送検査も、このスクリーニング検査である。簡易に実施できる利点がある一方で、検査に偽陽性の問題（本当は感染していな

い＝陰性なのに、陽性＝感染しているという結果が出る）がある。*

2）検査結果の意味、その理解と活用について

受検した検査の結果は、あくまでも「『その時』の結果であり、一過性のものである」と理解している人は意外と少ない。

検査結果は、過去のリスク行為についての検査であり、「将来の保障」にはならないことをしっかり押さえる必要がある。HIV 検査においても、「陰性＝感染していない」の結果は、あくまで検査が拾える期間が陰性であるというだけであり、「今後も陰性のままでいられる」という将来の保障ではない。言わば期間限定の判定結果であって、感染のリスク行為を繰り返せば、将来の感染の可能性は自ずと高くなる。検査結果の意味を正しく理解することの重要性はここにある。検査相談において、検査の結果を正確に理解したうえで、「次の行動」にどうつなげていくかは、予防と直結する核心的なテーマである。

3. 感染症が人々へもたらす影響：交わりの遮断（disconnection）

今回のパンデミックでは、人の移動が感染症拡大の要因となるため、予防対策では「移動を断つ」方法が率先して取られてきたことは1節でも述べた。移動制限に伴い、予防的措置として「人との接触」に厳しい制限を課せる「ロックダウン」もすでに馴染みのある言葉になったし、日本では、2020年春、COVID-19 の第一波の際に教育現場が一斉休校になったのは記憶に新しい。

今回のコロナ禍で海外の専門家が強く憂慮しているのは、この人的交流の

＊保健所などでの HIV 検査は二次検査後の結果を伝えるため、偽陽性の問題は大きく改善されている。HIV 検査の種類、検査を受けるタイミングなどについては、「HIV 検査相談マップ」のホームページで網羅されている。https://www.hivkensa.com/

阻止、そして人と人との繋がりが遮断されることによる人間の精神的発達への大きな弊害のリスクである。特に、児童や思春期の子供たちの心理的成長を心配する声は大きい。米国の公共放送ニュース（PBS：Public Broadcasting Station）で、子供とコロナのテーマを取り上げたときに、「disconnection（遮断）による影響」に触れていたが、この言葉は感染症による人々への影響を端的に表現した説得性のある言葉と思った。Connection とは、人と人とのつながりを意味する言葉であり、そのつながりが「断たれる」状態がdisconnection である。世界中が COVID-19 の蔓延により周囲の人々との交流を、突然に、そしてばっさりと断ち切られた。ある意味、社会の営みへの暴力的とさえ言える抑止であった。人間は社会的生き物であり、本来、人との密接な接触によって生存するためのスキルを学ぶ。また心理的な発達は、家族内だけではなく、外部の同年配の集団との直接的、かつ動的な交流のなかで進展していく。児童期の心の発達を専門とする心理職にとって、この「つながり」が断たれることがいかに子供たちの成長に影響を与えるかは容易に想像できるだろう。

　学校や大学において、子どもや若者の成長の基盤である人的交流の制限による弊害をどう補うかは、世界に共通する重要な課題である。感染症への適応が3年目に入ろうとする今、なるべく交流ルートは確保しつつ、一方で感染予防も遵守するという方法が世界中で模索されている。子どもの心の成長に関わる心理職にとってもこのテーマは非常に身近で、またより良い環境を教員との連携のなかでどう作り上げていくかは早急の課題となっている。

4.　感染者の置かれた状況と感染判明後の心理的プロセス

1）新興感染症を患うとは

　「新興感染症を患う」とは、患者にとって非常に不安定な状況に置かれることを意味する。なぜなら、感染後に出現する様々な症状への対応や悪化予

防への明確な治療方針が確定されづらい状況にあるからだ。「この先、自分はどうなるのだろう」という不安感や、「いつ薬が開発されるか」という漠然として期待感などが渦巻くなかで日々の闘病を送ることになる。COVID-19の感染が拡がった初期は、ワクチンも治療薬も皆無で、医療従事者も「素手で」この感染症と闘っている感覚を持っていた。この状況は、HIV 感染症の初期の時代に非常によく似ている。多くの患者の免疫値は HIV が免疫細胞を破壊することで急速に減少し、エイズを発症するとその先は「死」を意味していた。この流れを阻止する手立ては当時の医療現場には皆無で、ただ対処療法的な対応に終始するだけだった。当時の医療を知る筆者はその状態に「まるで野戦病院のよう」という印象を持った。

　また、COVID-19 の感染力の強さは、闘病中の患者を孤立させやすい。特に（今でこそ重症患者は減少してきたものの）症状悪化に伴い、人口呼吸器や対外式膜型人工肺（ECMO：Extracorporeal Membrane Oxygenation）の使用や ICU 病棟の入院のため、末期の状態の際に家族の面会は不可能になり、全く一人、孤独な状態で病と向き合わなければならない（その後、病院によっては、タブレットなどを通し家族との交流を促しているところも出ている）。

　現在、症状悪化の予防法（ワクチン接種など）や治療法は非常に速いペースで開発が進んでいる。「われわれはこの感染症と闘う多くの効果的な道具を持つことができるようになった」というコメントが世界の医療従事者から発せられるようになった。治療体制の確立で、初期のパンデミックのような患者の混乱は随分軽減されてきた。しかし一方で、ウイルスの変わり身は速く、未解決の部分も未だ多いのが現状であり、この新たな感染症へ患者が抱く心理的混乱や不安は、現在も継続していることを私たちは忘れてはならない。

2）感染者の心理的プロセス

(1) 感染判明

　感染症の感染ルートや感染源を特定するのは非常に困難である。感染直後

に何らかの症状が出れば、「あの時かもしれない」と感染時をある程度特定できるかもしれないが、感染後、数日から数週間して初めて何らかの感染症状が出現する場合は、感染特定の可能性は非常に低くなる。今回、本著で取り上げる二つの感染症、HIV 感染症と新型コロナウイルス感染症は、ウイルスの潜伏期が数日から数週間あり、感染直後には身体反応もほぼ出現せず（HIV 感染症の場合はリンパ腺の張れなどの初期症状を呈する場合もあるが数日で治まる）、本人も自身の感染を知るのは、発症後のことが多い。

　感染が判明すると、感染者は「誰からうつされたのか・自分も誰かにうつしたのでは……」という感染の不安や懸念が浮かんでくる。感染症には、「うつす」「うつされる」というテーマが必ず付随している。

　現在の COVID-19 では、家庭内感染が増えている。「外から自分が持ってきた」と考える感染者は、家族内感染の発生に罪悪感を持ちやすく、特に子供に引き続き感染が判明した時は、親として強い自責感で思い悩むことも少なくない。（注：4 章「電話相談」を参照）

（2）療養中

　週単位の療養環境は自宅かホテルになるが、感染者が増加した場合は多くの人は自宅で闘病生活を送ることになる。

　この療養期間中、感染者は生活の大部分を隔離状態で過ごすことになり、本人は孤立状態に陥りやすい。「大海の孤島にいるような」孤立感に悩まされることもある。

　ホテルでは、個室から出ることはほぼ許されず、全ての行動（食事時間、ラジオ体操など）はアナウンスに従い、「まるで独房のような生活だった」と経験を語る人もいた。

　一方で、クラスターが職場で出た場合は、人手不足になるため、職場から毎日のように復帰の打診を受けたと話す感染者もいた。特に発熱や身体が衰弱している状況での職場からの復帰打診は、本人にとって非常にストレスの

強いものとなる。

(3) 復帰後

　復帰＝回復ではないことはもっと強調されて良いのではないだろうか。多くの患者はなんらかの後遺症に苦しんでいる。職場を週単位で離れたことに、「迷惑をかけた」という申し訳なさを抱く人たちは非常に多い。その気持ちから周囲に不調を訴えることを躊躇し、無理して通常の勤務形態から始めようとしたり、思い通りに回復しない心身の状態に焦りが募り、却ってそれが回復を阻害しているように見受けられる人たちも少なくない。

　患者によっては、感染判明時や療養時の記憶がフラッシュバックする場合もある。本人にとって感染〜療養は非常に強いストレスを伴う体験でもあり、厚生労働省研究班の上野は、「COVID-19 感染症により発生した心理的問題点は、災害時におけるストレス関連障害として長期にフォローアップする必要がある [2]」と早い時期から警鐘を鳴らしている。

5. 心理職が現場の支援を依頼されたら

1) 支援のコンビネーション：危機介入と長期支援

　感染症の対応には、大きく分けて、①危機介入と②長期・継続対応の二つがある。ただし今回のように感染の波が短期で繰り返されると、どこまでが危機介入でどこからが長期・継続対応かの線引きが難しい。危機介入と長期対応の混在したような状態が月単位で続いている。

　今後の対応を考えるうえで、ここでは取り合えず対応を二つに分けて確認してみたい。

① **危機介入**：感染判明の直後は、本人や本人を取り巻く人々（クラスターの出た職場を含め）は、突然の大きな危機を経験する。これまでの生活や職場環境が一変する体験であり、混乱と動揺、そして不安の入り乱れた

状況に直面する。感染者や関係者に対し、心理職は他の援助職と共に、職場環境が少しでも安定を取り戻せるためにはどのような具体的支援を行えばよいかを検討し、そして具体案を実施に移すことが当面のテーマになる。感染症の治療や治療体制の大幅な改善などを説明し、「少し先の見通しと（根拠にもとづく）具体的な希望」を提示することで、人々の動揺が軽減されることもある。

② **長期・継続対応**：患者によっては後遺症などが月〜年単位で継続し、適応に長期の時間を要する場合がある。また職場全体も、度重なる感染の波にスタッフの疲弊感も増してくる。クラスターの出た職場では、ギリギリの人員で現場対応が求められるため、職員の人間関係に緊張が生まれる可能性もある。時には、職員間に感情の摩擦や、感染症に対する誤解による関係性の亀裂が生じるリスクもある。職場の対人関係への修復や悪化予防を目的とした長期支援の要望が、職場の管理者から心理職へ出されることも少なくない。

2)「蟻の目」と「鳥の目」の二つの視点

　心理職は、個人へのアプローチを基本として個別面接に集中する傾向にあるが、社会環境の要因が患者適応を左右しやすい感染症では、感染症へ向けられる社会の反応や価値観にも十分注意を払う必要がある。特に、感染症にまつわる偏見・差別の問題は、患者の人間関係や社会生活に直接的な影響を及ぼすため、患者の課題を、本人を取り巻く環境全体の中で見立て、社会における新型コロナウイルス感染症の理解や職場などの社会生活の受け入れ整備に留意していくことも、患者支援の一つのアプローチとして重要になる。

3) コンサルテーションについて

　臨床では、職場の管理者やリーダーから、感染した職員やその周辺の職員に対するサポートの方法や、職員の気になる言動をどう理解し対応したら良

いかという職員支援の具体的な点について意見を求められる場面が増えている。

　職場という組織を視野に入れ、管理職やリーダーの意図を確認しつつ、臨床心理学の立場から状況を分析・把握し、職員の特徴やストレスの状態、対応の留意点などを具体的に説明することも重要なスタッフ支援になる。同じ職場でも、それぞれの立場によって感染症対応の課題は異なってくる。管理職は管理職の立場から生じる苦しさや孤立感を経験し、また、職員は勤務の環境や予防体制への不安・不満、感染から生じる様々な身体、心理社会的な問題に直面している。心理職の立ち位置は、組織から一歩距離を置いて客観的にそれぞれの課題を見ることができる強みを持つため、意識して第三者的なところから組織の感染症対応に関わることも、組織の長期的、かつ健全な機能継続への貢献につながるのではないだろうか。

（矢永由里子）

引用文献

1) 今井光信・矢永由里子・今井敏幸・狩野千草・岳中美江・塚田三夫・丸山正博 (2008). HIV 検査相談研修ガイドライン（基本編）　平成 20 年度厚生労働科学研究費補助金エイズ対策研究事業, 27-44.
2) 上野修一 (2020). 総括研究報告　精神科医療機関における新型コロナウイルス感染症に対する感染対策の現状と課題把握、及び今後の方策に向けた研究　上野修一（編）精神科医療機関における新型コロナウイルス感染症に対する感染対策の現状と課題把握、及び今後の方策に向けた研究　令和 2 年度総括・分担研究報告書　厚生労働行政推進調査事業費補助金　厚生労働科学特別研究事業, 2-7.

2章　HIV 感染症

この章から 4 章までは、感染症が患者や関係者に具体的に
どのような影響を及ぼしているかを検討する。

本章では、まず HIV 感染症について理解を深めたい。

40 年の間に死に至る病から共存が可能な病へと変貌した
この感染症の「今」の特質や課題と、感染者への支援で医療現
場の心理職に求められている役割について説明を加える。

また、「検査時カウンセリング」という HIV 独特の取り組み
について、予防とケアの観点からその実際を報告する。

【キーワード】　慢性疾患，うつる病・うつす病，カミングアウト，
　　　　　　　心理臨床の基本，心理教育的な要素

1節　HIV 感染症から学ぶ

1. はじめに

　読者のなかで、HIV 感染症について正しく理解している人々はどれぐらいいるのだろうか。HIV の心理臨床に足を踏み入れる前の筆者の知識と理解はかなり乏しかったと思う。学校の授業で習ったような記憶が微かにあり、HIV とエイズが異なる意味であることもなんとなくしか理解していなかった。おそらく HIV 感染症の患者と接していなければ、読者の多くがこのレベルにあるのではないか。

　2018 年 1 月に内閣府が実施した「HIV 感染症・エイズに関する世論調査」では、HIV とエイズの違いについて「正しく理解していた」と回答した者は 20% であった[1]（図1）。また、エイズについての印象として「死に至る病である」と回答した者は 52%、「原因不明で治療法がない」と回答した者

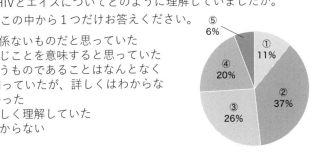

HIVとはエイズの原因となるウイルスの名前のことで、エイズとは、HIVに感染したことで免疫力が低下して病気を発症した状態のことをいいます。

【Q1】HIVとエイズについてどのように理解していましたか。
　　　　この中から1つだけお答えください。

① 関係ないものだと思っていた
② 同じことを意味すると思っていた
③ 違うものであることはなんとなく
　　知っていたが、詳しくはわからな
　　かった
④ 正しく理解していた
⑤ わからない

⑤ 6%
① 11%
② 37%
③ 26%
④ 20%

図Ⅰ　HIV とエイズの理解[1]

【Q2】あなたはエイズについてどのような印象をお持ちですか。
　　　　あてはまるものをこの中からいくつでもあげてください。

① 死に至る病である
② 原因不明で治療法がない
③ 特定の人達にだけ関係のある病気である
④ 毎日大量の薬を飲まなければならない
⑤ 仕事や学業など、通常の社会生活はあきらめなければならない
⑥ どれにもあてはまらず、不治の特別な病だとは思っていない
⑦ その他
⑧ わからない

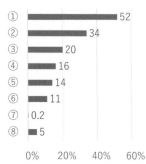

図2　エイズの印象[1]

は34％であった（図2）。これによると、多くの人々のHIVに関する知識や印象がアップデートされていないことがわかる。

　HIV感染症は、もはや「死の病」ではない。早期発見・早期治療を行えば、通常の生活を送ることができ、「慢性疾患」と呼ばれるようになってきて久しい。このような情報は、これまで様々な啓発活動を通じて発信されているが、それでもこの疾患に対する過去のレッテルはそのまま貼られ続けている。後述するが、これがHIV感染者の生きづらさの一因である。

　HIV感染症の心理臨床を行う上で、心理職は患者の精神内界にのみ焦点を当てていては、患者を支えることは難しい。なぜなら感染症という病は、患者にもその支援者にも「生物−心理−社会」といった複合的な問題を提起するからである。実際に、国際エイズ学会（the International AIDS Society: IAS）や日本エイズ学会の大会では毎年、生物学、医学、看護学、社会学、心理学といった様々な視点からの発表があり、学問の垣根を超えた議論がされている。これは、この疾患の特徴を表わしていると思われ、新型コロナウィルス感染症も、同じような様相を呈するのではないだろうか。

　この節では、HIV感染症がもつ特有の問題やテーマや、特にHIV感染症

が「慢性疾患」となった今の心理的支援について、筆者の HIV 感染症の心理臨床経験を通して伝えたい。

2. 精神科医療と「感染症」の医療

　筆者はもともと精神科領域で心理臨床をしていたのだが、縁あって HIV 感染症の診療科で働くようになった。最初はこの精神科領域と内科領域という畑の違い、それも HIV 感染症を主に診る診療科であったため、その特殊性に戸惑ったのを覚えている。カンファランスでは、採血などのデータの数値がずらりと並んだ画面を見ながら、医師、看護師、薬剤師など多職種で患者の治療方針が話し合われ、レジメン、CD4、ART、MSM、PCP＊などの聞き慣れない用語が飛び交い、「これが内科領域で働くということなのか」と焦り、理解の及ばなさに苦労したこともあった。また、患者は男性が圧倒的に多く、セクシュアルマイノリティの方々がその大半を占めていたことも、それまで働いていた精神科領域と異なるところであった。

　筆者が一番違いを感じ、苦労したところは、患者と現場の精神的問題に対する優先順位であった。これは考えてみれば、当然のことであるが、精神科では患者は精神的問題のために受診し、現場スタッフもその治療や支援を行うことが共通目標としてある。しかし、内科の場合、HIV 感染症や関連疾患の治療が患者にとっても現場スタッフにとっても第一優先になる。もちろん、患者も現場スタッフも精神的問題を軽視しているわけでは全くないのだが、この違いは、心理職が心理的支援を行う際に影響があった。

＊レジメン：薬物療法を行う上で、薬剤の用量や用法、治療期間を明記した治療計画のこと。／CD4：CD4 リンパ球の数値のことを略して「CD4」と呼ぶことが多い。CD4 リンパ球は白血球の一種で、医療者は CD4 の数値で患者の免疫状態を確認する。／ART：坑 HIV 療法（Antiretroviral therapy）の略。／MSM：男性と性交渉する男性（Men Who Have Sex with Men）の略。／PCP：日和見感染症のひとつであるニューモシスチス肺炎（Pneumocystis pneumonia）の略。

　例えば、身体的問題が優先のため、面接のみで来院する患者は限られ、多くは内科診察と合わせて予約をする。その場合、面接の頻度は1か月〜3か月に1回の頻度になるため、精神科などで行われるような週（あるいは隔週）に1回というペースでのインテンシヴな心理的支援はしにくかった。患者の身体的病状やその治療・処置によって、面接の予約は容易に変更されることもしばしばあり、それに柔軟に対応していかなければならなかった。また、患者のなかには精神的問題が明確ではない場合も多く、面接の目標設定や共有に時間を要したり、一工夫必要であったりもした。

　このように筆者が精神科医療との畑の違いを実感して道に迷っていたとき、HIV カウンセリングの研修会で石川[2] が述べていた言葉が支えになった。石川は、HIV/AIDS カウンセリングで大切なことは「病気を受け入れ、孤立することなく、社会生活を送りながら、免疫向上に励み、二次感染予防に努め、天寿を全うしていただくこと」と述べていた。これはシンプルでありながら、HIV カウンセリングで患者を支える際のひとつの方向性を示してくれている。筆者はこの言葉を道標に患者と歩むことができた。筆者と同様、「感染症」医療の現場に出て間もなく、戸惑いを感じた心理職は参考にしてほしい。

3. HIV 感染症と精神疾患

1）HIV 感染症と精神疾患の関係

　HIV 感染者は精神疾患を併発していることが多く、その割合は高い[3] [4] [5]。医師や看護師など他職種向けの研修会や座談会などで、参加者から「HIV 感染者にメンタルが悪化している人々が多いのは、HIV 感染によってメンタルが悪化するのか、それとも、そもそもメンタルが悪い人が HIV に感染しているのか」という質問を筆者は受けることがある。卵が先なのか、それとも鶏が先なのかという議論であるが、筆者の経験から答えるならば、それ

はどちらかではなく、どちらもある。

　後述するが、確かに HIV に感染して生じる様々な困難により、メンタル
ヘルスが悪化する場合もあれば、もともと複雑な家庭環境で育っていたり何
らかの精神疾患を有していたりして、精神的に不安定で性依存行動や自暴自
棄的な行動の末、HIV に感染する場合もある。あるいは、もともとメンタ
ルヘルスの問題を抱えて、HIV に感染することで一層精神的に追い込まれ
る人々もいる。

　このように HIV 感染と精神疾患の関係は複雑である。そのため、我々、
心理職は、精神的な問題がいつから生じているのか、患者がいつまで適応し
ており、いつから環境に適応できなくなったのか、あるいは、さらに悪化し
た時期はいつなのか、HIV 感染前後で違いがあるのか、丁寧に聴き、患者
の悩みの中核を整理して理解する必要があるだろう。

2) うつ病・適応障害

　特に HIV 感染者の精神疾患のなかで、多い割合を占めるのはうつ病と適
応障害である。精神科を受診した HIV 感染者のうち、うつ病を含めた気分
障害と診断された者は 8.5% 〜 14.1% と報告されている [6] [7] [8]（図 3）。筆者
らが、HIV 感染者を対象に CES-D で抑うつ症状を評価した研究では、抑う
つ症状を有する患者の割合は、全体の 37% であった [9]。同じ CES-D を用い
て一般集団を対象とした研究では、10.6% 〜 21.9% と報告されているため、
HIV 感染症の抑うつ症状は高率であると考えられる [10] [11]。抑うつに対する
ケアは HIV 治療を行う上で必要である。なぜなら、抑うつは服薬アドヒア
ランスの低下や不安定な受療行動を招き、HIV 感染症の進行や死亡率にも
影響を与えるからである [12] [13] [14]。また、HIV 感染者の抑うつ症状に関連
のある背景要因としては、薬物使用関連障害、無職、若年であることが筆者
らの研究で示唆されている [9]。そのため、これらの背景をもった HIV 感染
者と出会う際には、特に留意して精神状態の把握に努める必要がある。

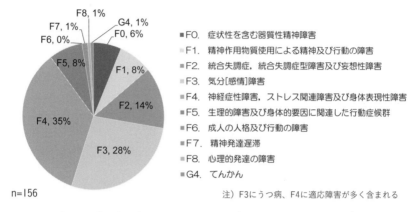

F8, 1%
G4, 1%
F7, 1%
F0, 6%
F6, 0%
F5, 8%
F1, 8%
F2, 14%
F4, 35%
F3, 28%

■F0.　症状性を含む器質性精神障害
■F1.　精神作用物質使用による精神及び行動の障害
■F2.　統合失調症，統合失調症型障害及び妄想性障害
■F3.　気分[感情]障害
■F4.　神経症性障害，ストレス関連障害及び身体表現性障害
■F5.　生理的障害及び身体的要因に関連した行動症候群
■F6.　成人の人格及び行動の障害
■F7.　精神発達遅滞
■F8.　心理的発達の障害
■G4.　てんかん

n=156

注）F3にうつ病、F4に適応障害が多く含まれる

図3　国立国際医療研究センターの HIV 感染者の精神疾患の内訳 [8]

　我が国では適応障害は気分障害を上回り、15.3 〜 34.6％と最も多く報告されている [6] [7] [8]。HIV 感染症の適応障害は、HIV 感染に直接関連している場合もあれば、そうでない場合もある。適応障害の HIV 感染者の精神科診療場面の語りを分析した霧生ら [15] によれば、患者は診療場面で、仕事や対人関係などの社会的関わりに関するストレスについて語ることが多く、HIV感染自体への悩みが前面に表出されることは少ない。しかし、その語りの内容を詳しく見ていくと、HIV 感染による生きづらさが背後にあるという。

　そのため、心理職は、患者の語る悩みが一見 HIV 感染とは関係のない事柄でも、その事柄のベースには HIV 感染が関連している可能性があることを念頭において聴くことが必要であろう。日常生活のなかで、HIV 感染が主だった問題として捉えられていなくても、患者によっては、HIV 感染という事実が BGM（背景音楽）のように心に鳴り響き、日常の些細な行動に影響を与えている可能性があるのである。

3）依存症：特に薬物依存症

　HIV 感染者のなかには、薬物使用関連障害、性依存、アルコール依存症

などを抱えている人々もいる。特に、薬物依存や薬物使用の問題は深刻で、Nishijima et al. [16] によれば、HIV 感染者の 35% が違法薬物の使用経験があるという。一般人口における違法薬物の生涯経験率は 2.3% いう報告があり、それと比較すれば、HIV 感染者の使用割合はかなり高い [17]。

　心理職や精神科医は、患者に薬物依存の問題があると、適切な支援として専門病院や支援団体、自助グループなどを紹介する場合は多いと思うが、必ずしもうまくつながらないこともある。患者本人の治療に対するモチベーションの問題はもちろんあるが、患者のなかには、HIV 感染者であることやセクシュアルマイノリティであることを医療者やメンバーに知られたくないという気持ちが働いて、通院を拒んだり、オープンに話すことを求められるグループ・ミーティングへの参加をためらったりする者もいる。参加しても、孤立感を感じてしまう場合もある。都内や大都市であれば、セクシュアルマイノリティ向けの自助グループなどもあるが、人口の少ない地方だとそのような場が十分あるとは限らない。

　筆者は、薬物依存の治療を専門としていないが、このような行き場を失った彼らに対して、彼らが気持ちを吐露できる場、少しでも自分の振舞いを振り返られる場としてカウンセリングを提供していた。その際、依存症の臨床経験が乏しい援助者でも使える「SMARPP：物質使用障害治療プログラム」を用いる場合もあった [18]。筆者の介入がどれほど彼らの依存症治療に効果があったかわからない。ただ、薬物使用経験は HIV 治療の受診中断と関連するという報告もあり [19]、筆者は、非専門家であっても、HIV 感染症に関わる心理職はこのような患者への心理的支援を行う必要があるのではないかと考えている。

4）HIV 関連神経認知障害

　近年、HIV 感染症は患者の高齢化に伴う合併症が医学的課題となっている。なかでも HIV 長期感染に伴う認知機能低下が関心を集め、心理職にはその

対応が期待されている。重度の運動・認知機能障害を起こす古典的な HIV 脳症は激減した一方で、近年、適切に抗 HIV 療法が行われているにも関わらず、患者が軽度の認知機能低下を示すことが明らかになってきた[20]。こうした背景からより包括的な疾患概念として、HIV 関連神経認知障害（HIV-associated neurocognitive disorder; HAND）が提唱されたが、HIV 脳症と異なり、病態は複合的で疫学・経過・リスク因子・神経心理学的病態など不明な点が多い。

　HAND は、記憶障害、注意・集中力障害、作業能率の低下、運動障害（動作の緩慢化やバランス感覚の不良）、無気力や抑うつなどの症状を呈し、幻覚や妄想が併発する場合もある。これらの症状は、不安定な受療行動や服薬アドヒアランスを招き、活動力の低下や失業など、患者の社会生活を脅かす可能性があるため、心理職は、HIV 感染者の認知機能や精神症状を的確にアセスメントし、支援・対応策を患者や医療者に提案することが求められる[3]。

　HAND の評価には Frascati criteria が用いられることが多い[21]。具体的には無症候性神経認知障害（asymptomatic neurocognitive impairment; ANI）、軽度神経認知障害（HIV-associated mild neurocognitive disorder; MND）、HIV 関連認知症（HIV-associated dementia; HAD）に分類され、少なくとも 5 つの認知領域（言葉／言語、注意力／作動記憶、抽象化／遂行機能、記憶、情報処理速度、運動技能など）を、年齢別に標準化された検査で評価することが推奨されている[20]（表 1）。このうち 2 領域以上で平均より 1 標準偏差以下の結果が示された場合に HAND と評価される。

　神経心理検査は様々なものがあり、患者の状態や検査目的によって検査者が選択して実施する必要があるが、その際、留意すべきことは、できるかぎり患者への精神的身体的負担を軽減した検査バッテリーを組むことである。筆者らは約 40 分という短時間で 8 つの認知領域を評価できる包括的な神経心理検査バッテリーを実施している（表 2）。HAND を評価する検査バッテリーを検討する際には、参考にしてほしい[23]。

表 1　Frascati criteria による HAND の重症度分類 [22]（文献：Clifford&Ances, 2013）

	神経心理検査	日常生活の機能
無症候性神経認知障害 (ANI)	2つ以上の認知領域で 平均より>1SD以下	支障なし
軽度神経認知障害 (MND)	2つ以上の認知領域で 平均より>1SD以下	軽度〜中等度の 支障あり
HIV関連認知症 (HAD)	2つ以上の認知領域で 平均より>2SD以下	重度の支障あり

表 2　HIV 医療において共同開発した包括的な神経心理検査バッテリー（CoCo Battery）〜 Co-developing Comprehensive Neuropsychological test Battery for HIV practice in Japan 〜 [23]（文献：小松ほか, 2018）

認知領域	神経心理検査	所要時間（目安）
言語	言語流暢性検査 (カテゴリー，文字)	3分
注意/作動記憶	数唱(順唱，逆唱)	10分
遂行機能	Trail Making Test-B	3分
学習	物語(即時再生),Rey複雑図形検査(即時再生)	2分,3分
記憶	物語(遅延再生)，Rey複雑図形検査(遅延再生)	1分,3分
情報処理速度	符号，Trail Making Test-A	5分,2分
運動技能	Grooved Pegboard(利き手，非利き手)	5分
視空間構成	Rey複雑図形検査(模写)	3分　　　　計：40分

　筆者らの研究では、日本人 HIV 感染者の HAND 有病率は 25.3％であり、MND と HAD の有病率は長期間 HIV に感染している者に多く、高齢者の場合は HIV 感染初期でも認知機能低下のリスクがあることがわかった[24]。また、長期に HIV 感染状態にある高齢者は、抗 HIV 治療を行っていても視空

間－運動の認知機能の障害のリスクが高く、一方で、言語の認知機能の障害には発展しにくいという知見が得られている[25]。HIV 感染者の高齢化に伴い、認知機能低下のアセスメントと支援は今後一層求められることが予想される。これらの知見から、患者の年齢・感染期間・治療状況などに応じて、適切な支援を個別に設計することが必要であると考えられる。

4. HIV 感染症の心理的問題

1) HIV 関連スティグマ

　冒頭に述べたように、HIV 感染症はもはや「死の病」ではないという情報は、様々な啓発活動を通じて、この 20 年間社会に発信されている。しかし、一度ついた HIV/ エイズの否定的なイメージを払拭するのは容易なことではなく、今も日本だけでなく世界に存在し続けている。

　HIV 関連スティグマとは、HIV やエイズとともに生きている、あるいは関連のある人を低く評価するプロセスのことをいう[26]。このスティグマの存在は、HIV 感染者に対する不公平・不正義な扱いにつながり、差別や偏見を生じさせる。井上[27] による HIV 感染者を対象としたウェブ調査の結果（図3）から、HIV 感染者の多くが「HIV 陽性者であることを他の人に話すときにはとても用心する」、「HIV 陽性であることを誰かに打ち明けるの

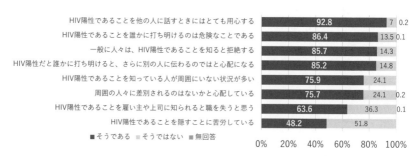

図3　HIV に対する社会からのスティグマの感じ方[27]

は危険な事である」、「一般の人々は，HIV陽性であることを知ると拒絶する」と感じており、HIVであることを知られることに強い不安や心配を抱いていることがわかる。

　社会にあるスティグマは、HIV感染者の心にも内在化される。その場合、HIV感染者は周囲の否定的な反応を恐れ、他者に自分のことを打ち明けることや他者と接する機会を避けようとするだけでなく、自尊感情も低下し、社会生活や精神的健康に支障をきたす可能性がある。

　心理職は、HIV関連スティグマが社会（＝外）にあるだけでなく、HIV感染者の心（＝内）にもあり、HIVへの嫌悪感や恥の感情などに脅かされていることを理解して対応する必要があるだろう。そして、この内なるスティグマを低減させ、HIV感染による過度な自尊感情の低下を防ぐように関わることが必要である。矢永[28]は、エイズの心理臨床は社会の中で作られたエイズのもつ「否定的な隠喩」を、患者が自分の新たな隠喩に創り変えていくことを支援する仕業であると述べている。この社会の中で作られた「否定的な隠喩」とは、HIV関連スティグマと言い換えてよいだろう。HIVやエイズは「恥」「汚い」「恐れ」といったイメージを伴った「病」として患者の心に内在化されている。その否定的なイメージを伴った「病」から、否定的なイメージを伴わない、いわゆる普通の「病」に、患者が創り変えていくことを支援することが、心理職のひとつの役割である。

2)　うつる病・うつす病

　「感染する」「うつる」という事象の心への影響力は、新型コロナウィルス感染症の流行以降、全世界の人々が実感していることだろう。「自分が感染するのではないか」「誰かを感染させるのではないか」という不安感や恐怖感は、人々の行動や態度、特に対人関係に影響を及ぼす。

　たとえば、もしあなたが突然パートナー（恋人）から「自分はHIVだ」と告白された時のことを想像してほしい。あなたとパートナーには性的関係が

あったとしよう。その場合、その告白には"あなたも HIV に感染している"という可能性が含まれている。あなたは HIV であるパートナーの心身を心配するだけではいられないはずで、自分の状態も気になってくる。これが、感染症ではない病気、たとえば、がんや糖尿病であれば「自分はがんだ」という意味に「あなたもがんかもしれない」という意味は含まれない。本人だけで完結する話なのである。あなたは、パートナーから「自分はがんだ」と告白されたとき、素直に相手の心身の状態に関心が向くのではないだろうか。一方、HIV 感染の場合はそうではない。あなたは、パートナーの心身の病状を心配しつつ、自分の心身の状態も心配せずにはいられない。そして、それだけでなく、"そもそも、パートナーは誰から感染したのか"なども気になってくるであろう。

　HIV 感染症の感染経路は主に性感染である。つまり、誰かと親密な関係になったことで感染する。そして、感染したことで、今度は自分が誰かと親密になったら、相手に感染させてしまう可能性がでてくる。HIV 感染者はこの葛藤に苛まれる。つまり、愛情や人の温もりなど、親密な関係を求めたがゆえに病気になり、病気になってしまったがゆえに、求めていた親密な関係を今後築きにくくなってしまうのである。近年、「U = U」*の活動により、HIV 感染者が親密な関係を築くことへの敷居は低くなったが、それでも筆者の知る患者の中には、上述の葛藤を抱えている者もいる。

　このように、HIV 感染症は対人関係、特に人との親密な関係の構築に影響を及ぼす。これは HIV 感染症、ひいては「感染症」特有の心理的テーマである。

3）人を孤立させる病

　これまで述べてきたように、HIV 感染症は人との距離を生み、社会的な

＊1 章 2 節 17 ～ 18 ページ参照。

孤立を引き起こす病である。社会にある HIV に対する差別・偏見、否定的なイメージは、HIV 感染者の心に内在化される。スティグマによって、彼らは他者に自分を語ることをためらい、どこか自分を隠して生活をせざるを得ない。また、主に性的接触による「感染症」であるがゆえに、対人関係、特に親密な他者との関係を築きにくくさせる。このように、HIV 感染者は、社会的にも精神的にも孤立しやすいのである。

　筆者がカウンセリングでお会いしている患者のなかには、病院や医療者以外に社会的な接点がない人々もいる。たとえ社会的な接点があったとしても、「自分が自分でいられる場所はここしかない」とカウンセリングの場だけが、自分を繕わずに居れる場であり、精神的なつながりが感じられる場であると捉えている人々もいる。HIV カウンセリングは、彼らが普段つけている仮面を外して、自分らしく居られる場や、精神的なつながりを提供している場でもあるのである。その場は、孤立しやすい HIV 感染者にとって一つの砦となっていたり、安息の場になっていたりすることがある。

5. 患者個人の病の意味づけ

　上述したような HIV 感染症特有の心理的問題はあるが、HIV 感染者全てがそれに悩み、苦しんでいるわけでもない。やはり、その個人が HIV 感染症という病をどう理解し、そのイメージをどう受け止めているか、どのように意味づけているかによる。

　筆者が働いていた病院では、HIV 感染が判明し病院を訪れ、治療を始めた患者に対して心理職が面談する時間を設けている。それは、精神状態の把握とカウンセリングや精神科受診などの精神的な事柄に関する相談の敷居を低くする目的で行っているのであるが、彼らの HIV 感染の受け止め方や精神状態はまちまちである。HIV 感染の受け止めについて、「身近に HIV の知り合いがいるから」、「治療すれば普通と同じ生活ができることを知ってい

る」、「感染は自業自得だから、仕方ないと思っている」などと述べ、特段動
揺を示さずに精神的に安定している人もいれば、「こんな病気になってしま
った」、「感染については誰にも話したくない」、「一生、パートナーなんか作
れない。一人で生きていかなければならない」などと不安感や絶望感を呈す
る人もいる。

　これは筆者の私見であるが、内在化された HIV 関連スティグマの強さは、
年齢、年代によって異なっているようである。10 代、20 代の方が、中高年
に比べて、HIV 関連スティグマは弱く、病気の受け止めもスムーズである。
やはり中高年といった、エイズパニックを経験した年代になればなるほど、
HIV の否定的イメージや内在化されたスティグマも強く、HIV 感染判明時
のショックも大きい。

　このような年齢や年代だけでなく、その人の価値観や物事の捉え方にもも
ちろん関係するであろう。患者個人の病の意味づけは、病を隠して生きるか
どうか、パートナーを作るかどうかといった感染後の生活に大きく影響し、
服薬アドヒアランスや受診継続、精神的安定にも影響を与えるため、心理職
は患者が HIV 感染症をどのように意味づけているかを捉え、その後を見通
すことが大切である。

6.　変化し続ける環境への適応：医療の進歩と患者心理

　第 1 章で触れられているように、40 年前、HIV 感染症は「未知の病」で
あり「死の病」であった。しかし、その後 10 年もしないうちに治療薬が開
発され、現在では副作用も少なく 1 日 1 回 1 錠の内服治療で通常の生活がで
きるようになった。この目覚ましい医学の進歩は、多くの患者の命を救い、
QOL（生活の質）を向上させた。死に臨む HIV 感染者の人生を変えたのである。
生きられるようになったこと、それ自体は喜ばしい変化であるが、患者によ
っては、生き方の方向転換を迫られ、この変化に戸惑いを抱くことがある。

　HIV 感染症が「死の病」であった当時を経験した患者のなかには、「正直、ここまで生きると思っていなかった」、「当時はあと数年の命だと思っていたから、好きなように生きようと思って職につかなかった」、「生きるか死ぬかの状態だったから、結婚や子どもを持つことは選択肢になかった」と述べる患者もいる。医学の進歩によって、彼らは死に臨む人生のシナリオを、生き続けることを想定した人生として書き換えなければならなくなったのである。

　このような話を聴くと、筆者は、新薬の登場や新たな治療法の開発といった、一見、前向きな出来事であっても、個々の患者がそれをどう受け止めているのか、患者の心がその変化についていけているのか、患者の人生にそれがどのような影響を与えているのか、個々の患者の物語に沿って、その出来事を理解することの重要さを感じる。HIV 治療は、今後もさらなる発展を遂げていくことは間違いない。もしかしたら「治癒」「寛解」の時代も到来するかもしれない。その時、心理職は、個々の患者の人生に「治癒」「寛解」という出来事がどのような意味を持つのか、その語りに耳を傾ける必要があるだろう。

7.　心理職に求められるもの

　これまで、筆者の臨床経験を通して、HIV 感染症の精神的心理的事柄について述べてきたが、HIV 感染症の心理臨床において、心理職に求められるものとは一体何であろうか。

1)　外に開かれていること：多職種連携

　冒頭で述べたように、HIV 感染症は「生物 - 社会 - 心理」といった複合的な問題を孕んでいるため、ある事象が生じた場合、それを多面的な視点から検討し、多面的な関わりが必要になる。医師、看護師、ソーシャルワーカー、薬剤師など様々な職種が専門性を発揮し、治療・支援が行われる。現在

ではチーム医療という言葉が一般的になっているが、HIV 医療現場ではそれが初期から求められ、育まれてきた。そのため、心理職は、患者 – 心理職という関係性だけでなく、他職種 – 心理職といった関係性も重視して、情報共有やコミュニケーションを常日頃から取り、連携する能力が求められるだろう。面接室内の世界にだけセーフティネットを張り、患者を抱えるのではなく（もちろんそれも重要だが）、多職種とともに広げるネットで患者を支えていくこと、外に開かれた姿勢をもつことが心理職に求められる。

2）情報に開かれていること：環境変化への順応

時代の変化や、医学の進歩により HIV 感染症を取り巻く環境が変わってきたことも述べたが、その変化への適応を求められるのは患者だけではない。心理職にとっても、新しい治療法の開発やその副作用などの情報は、患者の精神的状態や取り巻く環境を見立てるための資料になる。そのため、心理職は、他職種との情報共有や学会や研修会などの参加を通して、常に、正確な情報をアップデートし、患者への支援に役立てることが必要であろう。その際に留意することは、先にも述べたが、その変化を個々の患者の物語に沿って理解することである。

3）柔軟であることと揺るぎのないこと

HIV 臨床のなかで、筆者が尊敬している先輩心理職や、その施設でうまく機能している心理職に共通して持っている特徴として「柔軟性」が挙げられる。HIV 感染症の問題が複合的であることや環境の変化が早いことは既述したが、それゆえに、それにうまく対応できる「柔軟性」を心理職が持っておくことはとても重要である。

そして、心理職は、変化に順応できる柔軟性を備えるだけでなく、揺るぎなくある（存在する）ことが必要なように思う。柔軟であることと揺るぎのないことは、一見正反対のことを示しており、矛盾していることのように感

じるかもしれないが、この両立こそ HIV 感染症の心理臨床で求められるスタンスであろう。面接室の外側の世界に変化があるからこそ、カウンセリングの場は、変化がなく一定の状態を保ち、患者が十分に自己表現でき、人生の「安息の場」や「砦」となるものであることが望まれる。

　これらの重要性は、HIV 感染症の心理臨床に限ったものではなく、内科領域の他の領域の心理臨床にも広く通じるものであると思われる。特に、同じ「感染症」である、新型コロナウィルス感染症での心理的支援には共通する部分も多いのではないかと考えられる。

（小松賢亮）

引用文献

1) 内閣府政府広報室（2018）．ＨＩＶ感染症・エイズに関する世論調査（平成 30 年 3 月）https://survey.gov-online.go.jp/hutai/h29/h29-hiv_chosahyo.pdf （2022 年 2 月 14 日取得）

2) 石川雅子（2015）．講演「慢性疾患になっても HIV カウンセリングは必要なの？」，平成 27 年度関東甲信越ブロックカウンセラー連絡会議．2015 年 8 月 22 日開催．

3) 小松賢亮・小島賢一（2016）．HIV 感染者のメンタルヘルス近年の研究動向と心理的支援のエッセンス．日本エイズ学会誌，18（3），183-196．

4) Bing, E., Burnam, M., Longshore, D., Fleishman, J., Sherbourne, C., London, A., … Shapiro, M. (2001). Psychiatric disorders and drug use among human immunodeficiency virus-infected adults in the United States. *Arch Gen Psychiatry*, 58, 721-728.

5) Lopes, M., Olfson, M., Rabkin, J., Hasin, D., Alegría, A., Lin, … Blanco, C. (2012). Gender, HIV status, and psychiatric disorders: Results from the national epidemiologic study on alcohol and related conditions. *J Clin Psychiatry* 73, 384-391.

6) 平林直次・笠原敏彦・赤穂理絵・木曽智子・礒本明彦・花岡知之・酒井健・遠藤麻子（2000）．精神神経症状を呈する HIV 感染者・エイズ患者に対する精神医学的診断・治療および援助に関する研究．平成 11 年度 HIV 感染症の疫学に関する研究報告書．628-633．

7) 三澤仁・加藤温・田中英三郎・百瀬直大・荒田智史・飯田敏晴・仙道由香（2006）．本邦における HIV 感染者の精神症状の最近の傾向について 国立国際医療センター精神科新規外来受診者の検討から．精神科治療学, 21, 751-754．

8）渡邊愛祈・西島健・高橋卓巳・小松賢亮・菊池嘉・今井公文・岡慎一（2018）. 抗 HIV 療法が確立した時代の HIV 定期通院患者の精神疾患有病率とその特徴. 日本エイズ学会誌, 20（1）, 47-52.

9）Komatsu, K., Kimura, S., Kiryu, Y., Oka, S., Takahashi, H., Matsushima, E., Takeuchi, T.（2021）. Detailed analysis of social support and proactive coping with depressive symptoms in Japanese HIV-infected individuals. *AIDS Care*, 1-9.

10）Iwata, N., Okuyama, Y., Kawakami, Y., Saito, K.（1989）. Prevalence of depressive symptoms in a Japanese occupational setting: A preliminary study. *Am J Public Health*, 79, 1486-1489.

11）Kaji, T., Mishima, K., Kitamura, S., Enomoto, M., Nagase, Y., Li, L., … Uchiyama, M.（2010）. Relationship between late-life depression and life stressors: large-scale cross-sectional study of a representative sample of the Japanese general population. *Psychiatry Clin Neurosci*, 64, 426-434.

12）Leserman, J.（2003）. HIV disease progression : depression, stress, and possible mechanisms. *Biol Psychiatry* 54, 295-306.

13）Cook, J., Grey, D., Burke, J., Cohen, M., Gurtman, A., Richardson, J., … Hessol, N.（2004）. Depressive symptoms and AIDS-related mortality among a multisite cohort of HIV-positive women. *Am J Public Health*, 94, 1133-1140.

14）Anagnostopoulos, A., Ledergerber, B., Jaccard, R., Shaw, S., Stoeckle, M., Bernasconi, E., … Weber, R.（2015）. Frequency of and risk factors for depression among participants in the Swiss HIV Cohort Study（SHCS）. *PLoS One*, 10, e0140943.

15）霧生瑶子・小松賢亮・木村聡太・加藤温・渴永博之・菊池嘉・岡慎一（2021）. HIV 患者の適応障害の特徴に関する後方視的調査. 日本エイズ学会誌, 22（4）, 526.

16）Nishijima, T., Gatanaga, H., Komatsu, H., Takano, M., Ogane, M., Ikeda, K., & Oka, S.（2013）. High Prevalence of Illicit Drug Use in Men Who Have Sex with Men with HIV-1 Infection in Japan. *PLoS One*, 8（12）, e81960. https://doi.org/10.1371/journal.pone.0081960

17）嶋根卓也・邱冬梅・和田清（2017）. 薬物使用に関する全国住民調査. 医薬品・医療機器等レギュラトリーサイエンス政策研究事業 薬物乱用・依存状況等のモニタリング調査と薬物依存症者・家族に対する回復支援に関する研究. 平成 29 年度総括・分担研究報告書.

18）松本俊彦・今村扶美（2015）. SMARPP-24 物質使用障害治療プログラム. 金剛出版

19）西島健・高野操・岡慎一・渴永博之.（2016）. 薬物使用が HIV 感染者の健康に及ぼす影響. 日本エイズ学会誌, 18（1）, 1-6.

20) Heaton, R, K., Franklin, D, R., Ellis, R. J., McCutchan, J, A., Letendre, S, L., LeBlanc, S., ... Grant, I., for the CHARTER and HNRC Groups. (2011). HIV-associated neurocognitive disorders before and during the era of combination antiretroviral therapy: differences in rates, nature, and predictors. *Journal of neurovirology*,17, 3-16.

21) Antinori, A., Arendt, G., Becker, J,T., Brew, B,J., Byrd, D, A., Chemer, M., ... Wojna, V. E. (2007). Updated research nosology for HIV-associated neurocognitive disorders. *Neurology*, 69 (18), 1789-1799.

22) Clifford, D. B., Ances, B. M. (2013). HIV-associated neurocognitive disorder, *The Lancet. Infectious diseases*, 13, 976-986.

23) 小松賢亮・渡邊愛祈・高橋（仲里）愛・中尾綾・辻麻理子・大川満生…富永大介. (2018). HIV 関連神経認知障害と神経心理検査バッテリー. 心理臨床学研究, 36 (1), 85-91.

24) Kinai, E., Komatsu, K., Sakamoto, M., Taniguchi, T., Nakao, A., Igari, H., ... Oka, S. (2017). Association of age and time of disease with HIV-associated neurocognitive disorders: a Japanese nationwide multicenter study. *J NeuroVirol*, 23 (6), 864-874.

25) Komatsu, K., Kinai, E., Sakamoto, M., Taniguchi, T., Nakao, A., Sakata, T., ... Oka, S. (2019). Various associations of aging and long-term HIV infection with different neurocognitive functions: detailed analysis of a Japanese nationwide multicenter study. *J NeuroVirol*, 25 (2), 208-220.

26) UNAIDS (2005), HIV-Related Stigma, Discrimination and Human Rights Violations: Case studies of successful programmes. https://data.unaids.org/publications/irc-pub06/jc999-humrightsviol_en.pdf. (2022 年 2 月 21 日取得)

27) 井上洋士 (2018). 第 2 回 HIV 陽性者のためのウェブ調査 調査結果, HIV Futures Japan プロジェクト

28) 矢永由里子 (2009). 日本の心理臨床 2 医療と心理臨床― HIV 感染症へのアプローチ. 誠信書房

トピックス1　感染判明時の心理と支援

　感染判明時は最も患者が精神的に不安定となる時期であり、この時の気持ちを患者が整理できたかどうかは、その後の患者の病気の受け止め方や治療意欲にも影響する。感染判明時の気持ちを整理できずに過ごしてしまい、長い月日が経っても病気を受け入れられないでいる患者は少なくない。本稿では、感染判明時の患者の心理について押さえ、心理職の支援のポイントを述べたい。

感染判明時の患者の心理について

　第一に感染判明時の患者の心理特徴としてあげられるのは、突然病気を告知され、それまでの健康だった自分ではなくなってしまったことに対する混乱や動揺である。

　エイズパニックを知る世代の患者は、病気の知識がある程度アップデートされていても、HIVに対して、「死の病」の印象が残っていることから、感染判明と同時に死を意識する場合は多い。また、差別偏見の対象になるという感覚も特に強く「とんでもない病気を抱えてしまった」と感じることも多い。一方エイズパニックを知らない若い世代は、あまり死を意識することはない。しかし、これまで大きな病気をしてこなかった若者が突然告知を受け、これから療養生活が始まると知らされた時というのは、不安や恐怖心が生じるものである。「周りで元気に過ごす友人達とは違う人生になってしまった」と思う人や、こうした気持ちが強い場合「どうせもう健康な身体には戻れない」と将来を悲観し、治療意欲を持てなくなる者もいる。

　また、感染判明時に既にエイズ発症しているような病態が重い患者ほど、「いつの間にこんなに悪くなっていたんだ」とか「これから自分の身体はどうなってしまうのか」と大きく狼狽する。仕事を休まなければいけなくなっ

た時や、家族に病状説明せざるを得なくなったという場合は、「これからど
うしたら良いか分からない」と途方に暮れ、本人の動揺は強くなる。一方で、
身体の不調を感じないまま思いがけず陽性告知を受けた無症状患者は、「本
当に自分は陽性なのか」と疑念や信じ切れない気持ちが生じたり、「これか
ら病状が悪くなるのではないか」と不安や混乱を経験する。

　第二に、恥や後ろめたさといった感情である。感染症とは人と人との（親
密な）接触により罹患するものであり、特に HIV は性感染症であることか
ら「恥ずべき病気に罹った」と感じる者は多い。また、歴史的に差別偏見の
対象となってきた HIV に感染したことで、社会的なスティグマが患者自身
の心に内在化され、「忌み嫌われる存在になった」と感じることもある。こ
うした患者は、周囲からどう思われるかを気にして病気を誰にも伝えること
が出来ず、病気という秘密を一人で抱え孤立感を抱くことになる。

　また、HIV 治療には高額な医療費がかかるものの、公的扶助を受けて自
己負担額を減らすことができるが、この点を「有り難いが後ろめたい」と語
る患者は少なくない。身体障害者手帳を取得することに対して「これで自分
は健常者ではなくなった」とショックを感じる者もいる。あるいは、治療の
ため仕事を辞め生活保護を受けざるを得なくなった患者は、「まさか自分が
扶助を受けるなんて」とプライドの傷つきを経験することがある。こうした
心理が働き過ぎると、「高額な医療費を助けて貰ってまで治療したくない」
と治療意欲が削がれてしまう患者も存在する。

　第三に、感染経路に対する複雑な感情がある。感染症という性質上、患者
は「どこで誰から感染したのか」が頭に浮かぶ。その「誰」におおよそでも
見当がつく場合、自分に感染させた人に怒りが湧くと同時に、「自分が気を
つけていれば良かった」と後悔の気持ちも湧いてくる。感染経路に心当たり
がない場合は、「何が悪かったのか」と原因を探りたくなったり、「運が悪か
った」と言い聞かせたい気持ちや、「もっと奔放な人もいるのに何故自分
が」と納得のいかなさが生じたりする。

　また、誰から感染したかという問題と同時に、「自分が誰かに感染させたかもしれない」ということが気になる者は多い。他者に感染させた可能性のある行為があった場合、その可能性について罪の意識を持つこともある。あるいは、今後誰かに感染させるかもしれないという不安から「もう誰とも親密な関係になれない」と孤独感を抱くことも多い。

心理職の支援のポイントについて

　先に述べた通り、感染判明時の患者は、感染の背景によって多少違いはあるものの、みな混乱や動揺の状態にある。そのような患者がその後の治療経過や社会資源の説明を受けても、"頭が真っ白"で処理しきれないことが多い。そして、感染以前に患者が抱いていた病気に対する印象がネガティブなものであるほど、気持ちの揺れは大きい。病気に関して正確な知識を持つ者でさえ、そのことが頭から抜けて極端な思考に陥ってしまう場合もある。告知時の状況がトラウマティックな体験として刻まれることも少なくない。

　よって心理職が感染判明時の患者を支援する最初の一歩は、患者が告知場面をどのような体験として取り入れたか、そして病気についてどの程度正確な知識を頭に入れることが出来ていて、現実的に先の見通しを持てているのかをアセスメントすることである。そして、混乱や動揺は当然の反応であることを伝えた上で、間違った情報を取り入れていたり、必要な情報が抜けていたりする場合は、客観的事実とそうでない事を明確に区別する作業を患者と共同して行うことが大切だろう。

　また、病への適応を促す環境作りも重要である。恥や後ろめたさ、あるいは感染させる／させられる病気ということに対する複雑な気持ちから、患者は病気を簡単に人に話せない、誰にも相談できないと感じて孤立感や孤独感を抱く。病気の告知を受けた直後に、誰にも相談せず仕事を辞めてしまったり、友人知人と連絡を取るのを止め、自らを孤立状態に追い込んでしまう患者もいる。しかし、患者が病気に関する日常の不安や疑問をその都度解消し、

長期の療養生活を安定して送るには、患者の支援者・伴走者による継続した存在が非常に大切である。心理職は、患者が現在どのような心理的・社会的資源（リソース）を持っているか、今後リソースとなり得るものはあるかを、患者と一緒に探していく話し合いを行うことも重要だろう。まずは患者が心理職を身近なリソースとして使えると感じられるように、患者が話しやすい環境作りが必須となる。そして患者に、カウンセリングが秘密を守られる場であり、心理職に対し、「この人は病気についての正しい知識を持っていて、偏見なく話を聞いてくれる」と認識してもらうことが重要である。

（霧生瑶子）

参考文献

小松賢亮・小島賢一（2016）．HIV 感染者のメンタルヘルス—近年の研究動向と心理的支援のエッセンス　日本エイズ学会誌, 18（3）, 183-196.

矢永由里子・小池眞規子編（2013）．がんとエイズの心理臨床　医療にいかす心のケア　創元社

トピックス2　パートナー・家族への HIV 感染症の
カミングアウト（周囲への告知）

カミングアウトというテーマについて

　HIV 感染症において、患者が自分の病名をパートナーに伝えるべきかというテーマは避けて通れない課題である。

　公衆衛生学的にみれば、感染症に罹った場合、感染者は感染させてしまった可能性がある人たちに、「自分が感染していること」を伝えることが望ましいとされている。その人たちが早めに検査を受け、もし陽性なら治療を行うことで、感染拡大を防ぐことにつながるからである。また、家族に対しても、将来患者が介護を要する可能性を踏まえると、家族の感染予防の見地からは患者が家族へ病名を告げることは望ましいとされている。しかし、患者本人は、自身の病を告げることを大きなリスクと捉え、カミングアウトに躊躇する場合が多い。

　HIV 感染症は社会からのスティグマ（偏見）を持たれやすい病である。患者は感染の事実を周囲に伝えることの公衆衛生上の理由を頭では理解していながらも、伝えたことで相手に否定的な感情や反応が生まれることを懸念する。また、その関係が親密であればあるほど、病名を告げたことによる相手からの拒絶への怖れが強くなり、関係性の喪失への予期不安からカミングアウトのハードルがより一層高くなる。

　家族については、HIV 感染症が主に性行為による感染や血液を介して起こるため家庭内感染の可能性は低く、病気を急いで告げる必要はないが、家族による介護や身体ケアを要する時には、患者の体液・血液への扱いに十分留意する必要があり、患者が病名を告げた方が良い場合もある。その際、患者に「これまで秘密裡にしていたセクシュアリティが知られてしまうかもし

れない」、「性に奔放だと思われてしまうかもしれない」という不安が生まれる可能性もある。

心理職のかかわり

　心理職は、こうした不安や恐れにどう寄り添っていけばよいのだろうか。これまでカミングアウトが主訴となった事例を振り返り、面接において留意したい点を記述する。

　患者がカミングアウトする際の支援において、「伝えたい」という気持ちがあるかをまず確認することが重要である。そして、「伝えたい」という本人の意向が確認された場合は、その気持ちに沿って、誰に伝えるか、言いやすいタイミングや場所はどこか、どんな言葉を用いるかといったことを一緒に考えていく。実際に、「パートナーと2人きりのときに、あまり暗くならない雰囲気で話したい」と語った患者や、「家族に、なるべくショックを受けないような言葉で伝えたい」と語る患者がいた。また、伝えることにとどまらず、その後の相手との関係性に変化があるかを患者に確認することや、伝えられた相手が動揺している場合は、そのフォローも必要である。

　一方で、これまでに述べてきたような葛藤により、家族やパートナーにHIV感染を「伝えたくない」という気持ちを持つ患者もいる。このときは、まずは患者のカミングアウトしたくない気持ちを丁寧に聴き、患者にとってのカミングアウトするメリットとデメリットを一緒に確認していくことが大切である。そのような関わりを重ねていくなかで、患者は時間をかけて自分なりのカミングアウトの方法（なにを、どこまで、どのように相手に話していくか）を見出していくことにつながる場合がある。パートナーへのカミングアウトに消極的な患者が、「病名を伝えるのが怖くて今は言えないが、相手のためにも自分のためにも治療に専念し、ウイルス量を最低限にまで落として感染リスクを減らすことや、セイファーセックスに細心の注意を払うことに努めたい」と、カミングアウトはしないまでも相手に感染させないように最

善を尽くすという方法を選択している事例もあった。また、家族へのカミングアウトに躊躇する患者が、「TV で HIV のニュースを見た家族が意外と肯定的な発言をしていて、それまでは絶対に病名を言えないと思っていたけど、もしかしたら言えるかもしれない」と、カミングアウトへの実際のハードルを知ることで家族への認識が変化し、カミングアウトに前向きになったこともあった。支援者としては、患者が早くカミングアウトを実行に移し、相手にも検査を受検してほしいと焦ることもあるが、時間とともに患者の考えが変わる可能性もあるという点も忘れず、その変化を見守りながらカミングアウトへの決断を共に考える姿勢も重要である。

まとめ

　心理職は、カミングアウトのテーマについて、「告げる・告げない」という二者選択に捕らわれず、患者が病名を伝えようと思う相手との関係性や感染リスク行為の有無などを含む幅広い視点で考えを巡らしながら、患者と共に答えを見出すプロセスを踏んでいくことが肝要と考える。

（木村聡太）

参考文献

矢永由里子・小池眞規子編（2013）. がんとエイズの心理臨床　医療にいかす心のケア　創元社

日本エイズ学会 HIV 感染症治療委員会（2021）. HIV 感染症「治療の手引き」第 25 版

Futures Japan（2021）. 第 3 回 HIV 陽性者のためのウェブ調査　https://survey.futures-japan.jp/doc/summary_3rd_all.pdf（2022 年 3 月 22 日取得）

2節　総合病院における HIV 感染症と心理臨床

1. 総合病院心理臨床の中での HIV 心理臨床の位置づけ

　筆者の勤務する病院は、福岡県南部に位置する総合病院であり、34 の診療科を持つ。感染症に関しては、第二種感染症指定医療機関であり、エイズ治療拠点病院でもある。心理職は 40 年以上前から採用されており、特定の診療科には所属せず、臨床心理室という独立の部署で勤務している。どの診療科からも依頼を受ける形で、現在では年間約 4000 件（令和 2 年度実績）の心理検査や面接を行っている。依頼のある診療科は小児科、精神科が最も多いが、産科・新生児科等の周産期、糖尿病内科、緩和ケアの一環として外科や婦人科、循環器科など多岐にわたる。また人間ドックなどの健診部門では、ストレスチェックや高次脳機能検査を行っている。院外受託業務としては、事業場に出向いてのメンタルヘルスに関する研修会や相談会、地域の乳幼児健診においての子育て支援、学校など教育現場での巡回相談や研修会など、産業・教育・子育て支援の分野の依頼もあり、どのスタッフも全ての分野を担当をする。当院の臨床心理室は「専門分野のない専門職」なのである。

　ただ、面接や検査の 7 割は小児科、精神科が占めており、残りの 3 割が他の診療科であり、HIV 感染症の心理臨床の経験は決して多くはない。その数少ない HIV 感染症の心理臨床を行うにあたっては、今までとは違った新しい視点で考えなければいけない部分と HIV であっても他の分野であっても変わらない部分もある。総合病院の心理臨床を行ってきたことが HIV の心理臨床に活きてきたこと、また HIV の心理臨床を経験したことによって、その後の総合病院の心理臨床に影響を与えてきたことについて述べていく。

2. HIV に関わることになったきっかけと戸惑い

　筆者が HIV 感染症に関わることになったきっかけは、25 年前（平成 8 年）、当院がエイズ治療拠点に指定されたことであった。抗 HIV 薬の開発が行われ、HIV 感染症は劇的に変化を遂げつつあった時期であったが、当時の筆者は 35 年ほど前の学生の頃に見聞きした「エイズパニック」が印象にあり、クイーンのフレディー・マーキュリーの死に衝撃を受け、その後 10 年近くたっても HIV は「死に至る病」というイメージがそのまま残っているような状態であった。筆者が勤務する病院が地方にあることもあり、当時 HIV 感染症については、主にニュースの中での話題に限られていた。薬害エイズ事件の和解のニュースを眺めながら、血液製剤により HIV に感染することになってしまった血友病の方々のやるせない思いを「ぼんやりと」感じつつ、HIV が大きく報道されるにつれて話題になることが多くなった「ゲイ」というセクシャルマイノリティをどう理解すればいいのかということも「なんとなく」考えている、心理職というよりも一市民としてのレベルであった。

　血液内科の医師から当院がエイズ治療拠点病院になったこと、HIV 感染症の患者に対してはカウンセリングの体制も整備しなければならないため協力をしてほしいと伝えられ、戸惑いを感じた。

　当時、当院ではがんや緩和の分野にはまだ心理職はかかわっておらず、身体疾患では糖尿病や人工透析、事故などで身体の一部を失った患者などの面接を行ってはいたが、感染症の経験は全く無かったからである。

　そのうえさらに、「エイズ治療拠点病院にはカウンセリング体制整備のために県から専門のカウンセラーが派遣される計画らしいが、当院にはカウンセリングをする心理職は複数名いるため、派遣を要請する必要がないと判断した」とも伝えられた。当時の県内のエイズ治療拠点病院には、当院のような形で心理職が在籍している施設はなく、精神科や小児科に所属する形でい

ることが多く、そのため HIV 専門の派遣カウンセラーを要請することになっていた。当院独自でカウンセリング体制を立ちあげることに筆者たちは戸惑いや不安を覚えたが、そのことがいくつもの診療科をまたいで心理臨床を行うことの意味を考えていくきっかけにもなった。

　また当時は、インターネットが普及しておらず、最新の情報の入手は容易ではなかった。その上、HIV の心理臨床の指導をどのようにして受けるかということも課題であった。

　何から始めれば良いのか模索し始めた時に、九州で初めて開かれた HIV の研修会〈HIV カウンセリングワークショップ〉に参加した。そこでは「エイズの基礎と臨床」として医学的知識の講義があり、心理職であっても治療に関する最近の動向は常に知っておくべきであるとのことであった。それまで面接室の中で患者の精神的な問題を患者と共に考えることが心理臨床の中心であった筆者からすると、身が引き締まるような思いをしたことを記憶している。中でも、HIV 感染者の当事者が講師として「カウンセラーに期待する役割」として話された、医療者に対する「5 つのお願い」は非常に印象的であった。

　　1 つ、自分の仕事を理解してほしい
　　　　〈どのような影響を患者に与えているのか理解してほしい〉
　　2 つ、相手の仕事を理解してほしい
　　　　〈互いの連携のために〉
　　3 つ、自分の仕事に傲慢にならないでほしい
　　　　〈自分の仕事が一番有益だと思わないでほしい〉
　　4 つ、自分の仕事に誇りを持ってほしい
　　5 つ、是非患者と一緒に希望を持ってほしい[1]

　この言葉は筆者にとって当初は HIV 感染症にかかわる道標となったが、その後はチーム医療にかかわる心構えとして今も生き続けている。

　また話の内容もさることながら、HIV 当事者が実名を公表し、公の場で

話をするというそのこと自体も、筆者の中にある様々なものが揺さぶられる
きっかけとなった。今まで生きてきた環境の中で、また受けてきた教育の中
で、「自身が無意識に抱えているバイアス」があるのだということに気づか
されることにもなった。そしてそのバイアスが今まで面接してきた誰かを傷
つけてはいないだろうかということも考えて不安すら覚えた。そのことはそ
の後の筆者の心理臨床の中に大きく影響することになり、現在でいう多様性
を認めることの基礎にもつながっている。

3. HIV 感染症への心理臨床はそれまでと何が違うのか

1)「感染する」ということ

　1節でも述べられている通り、HIV の特徴はうつる病気、うつす病気であ
るということである。「感染そのもの」や「感染リスク」に対して引き起こ
されてしまう心理的な反応が大きな特徴である。感染した時点ではどこから
感染したのかと考えてしまい、自身もまた誰かを感染させてしまったのでは
ないかという不安と恐怖が、対人関係に大きく影響を与えてしまう。他の身
体疾患では、糖尿病であってもがんであっても自身の日ごろの生活習慣や不
摂生を後悔し、仕事を休むことになって周囲に迷惑をかけたという罪悪感を
持つ患者はいるが、その意味合いは大きく異なる。筆者が出会った患者の多
くが、どこから感染したかというよりも誰かを感染させたのではないかとい
うことを心配し、強く罪悪感をもっていることが印象的だった。主な感染経
路が性行為であることも、親密な対人関係に大きく影響を及ぼすことになる。
また本来は自らが信頼した人にしか話さないであろう本人のセクシャリティ
や性行動についても、感染したことで話さざるを得ない状況に患者が直面す
ることも特徴の一つである。

2) 偏見と差別

　HIV 感染症は「うつる病気」であり、そのうえ「治らない病気」である
ということが人々の不安と恐怖をかきたて、偏見や差別を生んでしまう。患
者は HIV の感染に心身ともに大きな衝撃を受けるが、それ以上にこの偏見
と差別に苦しめられている。「病院内で知り合いに会いたくないから、ここ
から離れたブロック拠点病院に通いたい」と希望する患者もいた。家族にも
感染を伝えられず、自治体から自宅に届く予定の身体障害者手帳を「病院に
届くようにしてほしい」という患者もいた。勤務先の産業医に「社内では病
名は絶対に伝えない方が良い」とアドバイスをされた患者もいた。中には
「こんな病気になってしまったが、自分はゲイではありませんから！」とセ
クシャルマイノリティへの偏見を口にする患者もおり、社会からの偏見だけ
でなく自身の偏見が本人を苦しめているケースもあった。

　新型コロナウイルスが広がりを見せ始めた時に、HIV 感染症の患者が「昔
のことを思い出す。自分たちの受けた差別と同じものを感じる」と口にして
いた。「感染する」ということが「偏見、差別」を生み、人を「孤立」させ
てしまうという構図は、HIV だけではなく、「感染症」全体の特徴ともいえ
る。

3)「心理面接」の立ち位置のあいまいさ

　HIV の治療の中での心理職の介入は、「心理的問題」が中心となる「主
訴」のある面接とは異なる。患者は自ら心理面接を希望することはほとんど
なく、主治医や医療スタッフから紹介されてやってくる。そのために「心理
的問題」を多く抱えながらも、そのことを意識できていない状態であったり、
身体的に重篤で、「心理的な問題どころではない」状態であったり、また心
理職の介入を勧められたことで「精神的におかしいと思われている」と誤解
し、これから始まる医療全てに懐疑的になりかねない場合もある。それまで

の「あなたが困っていることは何ですか」という主訴を聞き取ることから始める面接では支援にはつながらないことを痛感した。その時々の身体的問題の状況によって、必要な支援も変わっていけば、面接頻度も変わっていく。その状況をアセスメントし、ケースごとに心理面接の立ち位置は微妙に変わっていくことも、それまでの面接とは大きな違いであった。

4）チーム医療という考え方

　HIV 患者の面接をすることになってまず始めたことは、紹介した医師やスタッフになぜカウンセリングを勧めようと思ったのかについて、直接話を聞きに行くことだった。それまでは院内紹介状が一枚あれば、直接患者と話ができていた。しかし、前出のように「主訴を持たない患者」に対して心理職ではないスタッフがカウンセリングというものをどのように説明をしたのか、患者は納得しているのか、あるいはしていないのか、など患者と会う前に確認しておくことは多くあった。紹介された理由もその都度様々で、そのたびにどのように声をかけたら良いかということを模索した。患者の反応から面接の組み立てを考え、何をスタッフにフィードバックすれば今後の治療の役に立つのか、ひいては患者の生活に役に立っていくのかも検討した。時には他職種の思いと患者の思いのギャップをスタッフにどのように説明すれば良いのか悩むこともあり、面接後は、医師を始め他のスタッフと話をすることが自然と増えていった。このような取り組みを通し、心理職と他職種の立ち位置と考え方の違いも実感出来るようになり、患者との関係性に加え、多職種との関係性にも今まで以上に意識して重点を置く必要があることを理解していった。

　「チーム医療」とは、それぞれの専門性をもとに、多職種が互いに理解し目的と情報を共有して、連携・補完しあい、患者がその人らしい生活を実現するためのものである。今では一般的だが、手探りで始めた試みが、「チーム医療」の始まりであり、このような考え方に出会ったのも HIV の心理臨

床がきっかけであった。そして心理職がそのチームの一員として機能していくためには、その疾病について、治療について、速度の速い情報を常にアップデートしておく必要があるということも身をもって感じていくことになった。

4.　心理臨床の基本は変わらない

どのような経緯であれ、心理職と「出会う」ことになる患者たちは、意識している、していないにかかわらず、何らかの困難さを抱えていることが多い。いわゆる「不適応」な状態である。不適応とは環境（状況・他者・集団）に対して適切で有効な行動や反応ができない状態のことをいう。臨床心理学的援助とは「その人が人生の課題に対してその人らしい方法で向き合うことに寄り添い、不適応を適応に変換していくための力を見出すための援助」を行うことであり、それは HIV 感染症の患者であっても、それ以外の患者であっても一貫して変わらないものである。筆者らが患者と「出会う」時、その患者は人生の中のあるイベント（感染した、病気になった、仕事に行けなくなった、学校に行けなくなった等）によって先が見えなくなり、途切れそうになっている場合が往々にしてある。心理職にできることは、その局面で患者自身が自分らしさを失わず、次を見通せるようにつないでいくこと——それは、患者の内的部分と現実との世界をつなぐことも意味する——であり、そしてそのような支援は、患者の自尊心や健康的な部分を支えることにもなるのではないかと思う。人生の主役としての患者の「物語」を途切れることなくつないでいくことこそが心理職の根幹をなす働きであると感じる[2]。

事例

A さん、30 代男性。HIV 感染が判明後 10 年以上医療機関には未受診、未治療であった。能力は高いが仕事は続かず、そのほとんどは人間関係が原因で辞めていた。「このまま死ぬつもりでいる」と実家に帰り引きこもる生活

を続けていた。家族からの勧めもあって、他の医療機関を受診するが、治療
は拒否。その後、終末期までを見こして当院紹介となるが、ここでも治療拒
否は変わらなかった。この時点で CD4（免疫値）は 4 *だったが、特に身体
症状はなく、エイズ指標の疾患は出現していなかった。

　カウンセリングも「治療をしないと決めているから必要ない」と拒否をし
ていた。主治医の紹介によってお会いしたが、「自分の考えは説得されても
変わらない。相談をすることも特にない」と言われた。筆者は「あなたの考
えを変えるつもりはありません。しかしこの先 A さんが考えた通りにもの
ごとが進まなくなった時、A さんの意に沿わないやり方を周りから押し付
けられないとも限りません。あなたらしいやり方でその局面が乗り切れるよ
うに手伝いたいと考えています。そのためには A さんという人やあなたの
ものの考え方を知っておく必要があると思います。A さんの考えは今まで
周りから理解されずに苦労されたようですから、私にもあなたを理解するた
めには時間が必要だと思います。続けて話をしてみませんか」と持ちかけた
「そういったことなら……」としぶしぶ了承されて、カウンセリングは始ま
った。A さんは「治療はしない」とは言っていたが、「今の自分の状態は知
りたい」と受診のたびに血液検査の数値を確認し、この状況であれば自分は
今後こうなるのではないかなど HIV の知識はアップデートされていた。そ
のような内容は医師に確認してみてはどうかと勧めても、「どうせ治療はし
ないのだからその必要はない」と言っていた。

　その後、筆者が HIV 以外の患者の面接をしていることを知った彼は、「あ
なたは HIV の専門カウンセラーではないのですか」と問いかけてきた。「前
医療機関でも専門のカウンセラーが対応してくれた。専門でなくても大丈夫
なのか」との問いかけに、「確かに自分は専門という立場ではない。実はた
またまあなたが HIV 感染者であっただけで、他の病気で同じような状況で

＊基準値の CD4 数は、700−1300/μL（マイクロリットル）である。

あっても、初回に話したような思いで手伝いを申し出たと思う。HIVだからカウンセリングしているというわけではない。今まで話を聞いてきて思うに、あなたも『HIVだから…』という視点だけでの手伝いは望んでいない方だと理解している。どの年齢であっても、どんな病気であっても『あなた自身』の生き方を手伝うつもりでいる」ということを告げた。「自分を振り返ると葛藤を抱えることになるのでしたくない」と言っていた彼はその後、自身の生きてきた過去や両親との関係について語り始めた。父親の癌が分かった時、「自分のこれからの生活のことを（筆者に）相談したい」と言ったAさんの中には、初めての「主訴」が存在していた。面接は彼が亡くなるまで2年続いた。

　治療もカウンセリングも拒否しきっぱりと言い切るその言葉に、当初筆者は戸惑いを感じ、彼の「必要ない」を尊重するほうが良いのかとも考えた。しかし一方で、おそらく彼は今までそのようにして周囲のあらゆる関係を自ら切ってきたのではないかと想像すると、筆者はそのうちのひとりになるべきではないという思いが浮かんだ。今までの彼が経験し

　た人間関係の中での傷つきや自分の思いを受け入れてもらえずに経験した不本意な処遇などを考えると、侵襲的にならずに、彼自身を尊重する関係を作ることがまずは必要だと感じた。そのことがそれまでの対人関係のパターンを変えていき、彼の力を引き出すきっかけとなったのではないかと考える。また、「HIVの専門ではなくてもいいのか」という問いかけは、心理臨床の普遍的な視点を再確認するための良いきっかけとなったと感じている[2]。

5.　総合病院の心理臨床がHIVに活きた部分

　「総合病院」であるため、当院での心理職は新生児から老年期まで、人生のどの段階の患者にも家族にも対応するスタンスの心理臨床を行っていた。そのためHIVではなくともどのライフステージにも寄り添う経験は持って

おり、それぞれのライフステージでの身体的・心理的・社会的な課題を理解
し、その課題に伴う患者心理を考慮した支援を行っていた。その各段階の課
題に HIV の問題が関わるとどのような支援が必要になるのかという事は比
較的スムーズに想定することもでき、この点に関しては大きな戸惑いはなか
った。

　また「総合病院」の心理臨床の中では、「他の身体疾患」も「精神疾患」
も「働く人のこころの健康」等の分野の経験もあり、HIV 感染症患者が抱
える HIV 以外の課題にも対応でき、寄り添っていける強みもあった。

　「他の身体疾患」に関しては、HIV 感染症が慢性疾患の位置づけとなり、
生命予後が長くなってくると、HIV を持ちながらもがんを患う患者、糖尿
病ともつきあう患者など、他の身体疾患との合併も多くなる。特に生活習慣
病は治療を続けていくにあたって、患者自身の病識とセルフマネジメント能
力が重要になってくる。HIV 感染症においても服薬アドヒアランスは非常
に重要とされており、糖尿病になったことへの受け入れやその後の食事や服
薬の管理、運動、それを続けていくために行う心理的支援の経験はここで活
きてきた。

　「精神疾患」に関しては、HIV 感染症がきっかけで気持ちのバランスが取
れなくなってしまった患者、元々精神疾患を抱えていたところ HIV に感染
してしまった患者に対して、日頃より精神科との連携が多い心理職が双方の
医療スタッフの橋渡しを行うこともあった。

　「働く人の心の健康」の経験から、HIV 感染症を持ちながらも社会の一員
として働くということは、患者の生活の基盤を支えることにもなり、自尊感
情を保つことにもつながるが、同時に負担も多く抱えることになることを理
解した上での支援を行うことができた。仕事のストレス、職場の中での人間
関係、就業時間帯の服薬、主治医とは別の産業医に自身の病ををどのように
伝えるか等、産業の分野の視点を活かすことで HIV 感染者の働くことへの
支援も可能になった。その結果、患者が主体的に生きることを支えることに

もつながったと思える。

6. HIV の心理臨床が総合病院に活きた部分

　エイズ診療拠点病院となった翌年（平成 9 年）、当院では緩和ケア病棟が開設、その 11 年後（平成 20 年）、がん診療連携拠点病院の指定を受けた。緩和ケアチームも編成され、心理職もそのチームの一員となった。がん、緩和医療に先んじて HIV 感染症に関わり始めていたこともあって「チーム医療」はどの分野においても有効であることも実感出来た。病と共に生きる患者には、生き方や気持ちの辛さだけではない、心理の面接だけでは支援できない困りごと、心配ごとが多くある。「治療の見通し」、「薬を飲むこと」、「食事の事」、「生活習慣」、「経済的なこと」など多岐にわたるが、それを誰が支援できるのか、誰にこの情報を伝えればいいのかということを意識するようにもなった。患者の問題に対して、医師、看護師、薬剤師、MSW などがそれぞれの立場とそれぞれの視点で関わり、その一つ一つが有機的につながることが患者を多面的に理解することになり、患者の生活を支えていることも HIV 感染症に関わる中で学んだことである。

　また HIV 感染患者との面接の中でしばしば語られる生きづらさは、HIV という感染症の背景を特有とするも部分もあるが、同時にそうではない部分もある。元々抱えていた本人の中の問題が HIV に感染したことで顕著に表れてくることも往々にしてあるということに気づかされる。それはがんであっても、事故後であっても、糖尿病であっても同じことが言える。心理職としての支援を考える時に、その疾患の「特有の部分」を理解しながらも「そうではない部分」に対する支援が重要になってくることもある。重要なことは「それらを複合して抱えている人」に対して支援するという視点であり、それは、HIV の心理臨床の中で生まれてきたものであると感じている。

　HIV 感染を「誰にも知られたくないこと」として配慮する側面と「治療

に関わる人と情報共有をする」という側面のバランスをどう取っていくかという視点もHIV感染症の心理臨床を始めてから常に意識するようになった。それ以外のケースに対しても患者を取り巻く人間関係と支援者の力動関係を考えていくようにもなった。

　また、前出のHIVカウンセリングワークショップで研修を受け、セクシャリティについて学んだ時から、セクシャリティだけではなく、日常の心理臨床のあらゆる側面に無意識に自身の価値観が反映されていないか、自身の中のバイアスがかかっていないかということを常に意識をするようになった。そのことは、患者の意思決定支援の場でも、患者の多様性や意思を尊重することのバックボーンとして活きている。

　医学の進歩によって変容する環境に影響される患者の人生に寄り添うには、心理職であっても医療環境への柔軟な対応が求められる。このことは医療の進歩のスピードが速いHIVに関わっていく中で初めて実感したが、その後、この臨機応変な対応はがんや緩和、生活習慣病、周産期、遺伝などの分野でも必要であると感じている。

7. 医療スタッフを支援する

　心理職の視点での患者のとらえ方、対応の仕方を的確に伝えることは、他職種に対しての支援にもなる。それぞれの医療者が入手した患者に関する情報は、患者の一部分であり、それだけでは全体が見えない場合も多い。HIV感染症罹患は共通していても、身体の状況、服薬の状況、精神疾患の有無、発達の特性の有無、性格傾向、家族背景、経済状態などは患者によって大きく異なる。それらの情報をつないで、全人的な支援が行えるようにすることは心理職の役割であると考える。またそれぞれの医療者がその患者に対応する際にどのような工夫が必要かということを医療者本人に伝えていくことも、医療スタッフの支援、そしてひいては患者の支援にもつながる。

　チーム医療が普及すると、心理職はチーム内のメンバーの心理的な葛藤やメンタルヘルスに関しての役割を取ることも期待されるようになった。先が見えない状況というのは誰しもが不安になる。新しい疾患、それも感染症であれば、それにかかわる医療者には心身ともに負荷が増す。HIV 感染症も初期はそうであったが、不安が偏見や差別を生み、診療拒否をする医療機関もあった。「HIV は日常生活の中では感染しません」という知識は、今では一般市民向けの啓発だが、当時は初めて HIV 感染症患者と接する医療スタッフにも必要であった。医療スタッフが必要以上の不安を抱えないようにすることは、それぞれの専門性を発揮できる環境を整えることにもなると思われる。このような経験から当院では新型コロナウイルス感染症を受け入れるようになった際にも、心理職が院内のスタッフへのメンタルヘルスに関する心理教育を行った。

8. 心理職にも支えが必要

　HIV の心理職は他の分野に比べて数が少ない。また派遣カウンセラーなどは、その医療施設の職員でないこともあり、他の医療スタッフからも外部の人として思われていることも多く、悩んだとき、迷った時に相談できる受け皿は必要である。

　九州ではブロック拠点病院を中心に心理職のネットワークがあり、定期的に研修会や事例を検討できる機会がある。それぞれ一人の持ち場で奮闘している心理職が顔を合わせて話すことができ、支え合える場となっている。

9. 心理職の専門性とは

　HIV 感染症の領域に出会い、目の前の患者とどう付き合うか、そのためにはチームの中でどう動くかということを走りながら考えてきた。そのこと

で心理臨床の幅はとても広がったと感じているが、やはり筆者は「HIV の専門」ではないと思う。心理職の専門性は、領域や扱う対象ではなく、「支援する人に対する姿勢」ではないかと考える。患者をひとりの人格を持った人として尊重し、その背後にある歴史やそれにまつわる関係性、そして病を背負うことの意味も含めた、その人の物語を見出すこと、またそれにかかわることでその人の新たな物語を始める援助をすることなのではないかと思う。それを思うと、総合病院の心理職は「専門分野のない専門職」という定義が一番しっくりくると感じている。

（福澤理香）

引用文献
1）大石敏寛（1996）. 講演「カウンセラーに期待する役割とは― 一感染者からの提言」，第4回日本 HIV カウンセリングワークショップ. 1998年11月23日開催
2）矢永由里子編（2017）. 心理臨床実践―身体科医療を中心とした心理職のためのガイドブック　誠信書房

参考文献
厚生労働省科学研究費補助金エイズ対策研究事業 HIV 感染症およびその合併症の課題を克服する研究班（2012）. 病院の中の臨床心理（暫定版）HIV 医療における心理臨床ポケットガイド
厚生労働省科学研究費補助金エイズ対策研究事業　多剤併用療法服薬の精神的、身体的負担軽減のための研究班（2006）. HIV 診療における外来チーム医療マニュアル
矢永由里子・小池眞規子編（2013）. がんとエイズの心理臨床　医療にいかすこころのケア　創元社
矢永由里子編・成田善弘監修（2001）. 医療の中の心理臨床　心のケアとチーム医療　新曜社

3節　HIV 検査とカウンセリング

1.　はじめに

　2022 年 4 月現在、新型コロナウイルス感染症のオミクロン変異株による第 6 波の感染は収束しつつあるが、今後の推移は未だ不明である。検査機会が徐々に拡大しつつある現状に、HIV 感染症における検査相談の整備の経緯と重なり合う部分も多い。「感染症と検査」は非常に重要なテーマであり、HIV 感染症対策のなかでも HIV 検査整備は中心的な課題の一つだった。過去約 20 年に亘り、厚生労働省や自治体では検査体制の拡充と検査受検者への支援を目的とした研究や研修を実施し、筆者も HIV 検査相談の研究班の一員として受検者対応の担当者の育成に関わってきた。本節では、HIV 感染症の検査相談の方針と考え方、具体的な検査とカウンセリングのあり方、そして検査受検者の実態について取り上げる。HIV/ エイズで得られた知見が、引き続き今後の COVID-19 や次のパンデミックにおける検査体制の充実に反映されることを期待したい。

2.　HIV 感染症と検査の取り組み

1)　検査の始まり：VCT について

　HIV 感染症においては、検査体制の充実と治療体制の整備は密接な関係にある。感染者を悪化予防の目的も含め早めに治療に結びつけるには、感染不安の人々が気軽に検査をできる環境整備が必要であり、また、検査体制が充実すれば、検査で HIV 陽性が判明した受検者を迅速に受け入れる医療機関の存在が欠かせない。検査と医療、この二つの体制整備と相互の連携強化

によって、初めて患者のケアが構築されることになる。世界における HIV
感染症への取り組みも、検査体制の確立と治療体制の整備を促進し、この検
査〜医療の連続性をどう確立するかに多くの議論と実践が繰り返されてきた。

　HIV 検査体制の整備は、VCT（Voluntary Counseling and Testing：本人自ら
が受けるカウンセリングと検査）から始まった。この検査は、原則匿名・無料
検査となっている。なぜ、このような検査体制をわざわざ確立しなければな
らないか。検査なのに、なぜ自発（Voluntary）とするか、そしてなぜ単一の
血液検査なのに、カウンセリング（counseling）の言葉がここに含まれるか。
これらの問いは、HIV 感染症の背景を踏まえると、自ずと答えが見いだせる。

　感染不安から感染の有無を確かめたいと思っても、コミュニティの否定的
な視線のなかで検査を受けるのは非常に勇気の要ることである。ましてその
検査で「陽性」が判明した時、周囲からどのような反応を受けることになる
のかといった不安が検査希望者に付きまとう。検査受検へのそのような抵抗
感や躊躇感のハードルを下げるため、受検者の安心感と安全感を最重要視し、
受検者中心の検査体制の整備が試みられた。それが、無料匿名のシステム作
りであり、本人のニーズを確認し本人の決定を重視するカウンセリングの活
用であった。ここでは、受検者がカウンセラーと受検の利点と不利な点を話
し合い、受検の意味を十分に理解した上で、検査を受けるかどうかを最終的
に決定する。受検はあくまで本人の自発的な決断であるべきだという人権尊
重の立場を明確にした検査体制の構築であった。

2）VCT の検査の流れについて

　基本的な検査の流れと各場面の担当者の対応のポイントを、図1に示して
いる。HIV 検査相談の具体的な情報については、厚生労働科学研究費補助
金エイズ対策政策研究事業による 1990 年代からの現在までの検査体制整備
の蓄積した知見が「検査相談マップ[1]」に網羅されているので、関心をお持
ちの方はそのホームページを覗いていただきたい。多くの時間を費やして

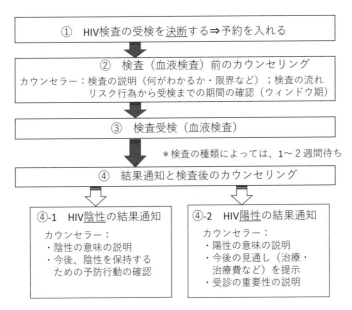

図 I　基本的な VCT の流れ

HIV 検査相談体制の整備を着実に推進してきた軌跡も垣間見ることができる。

　ここでは、検査前と後のカウンセリングについて簡単に説明を加えたい。

（1）【検査前カウンセリング】

①　感染のリスク行為の確認：HIV 検査には HIV 感染不安の人々が訪れるが、不安となる内容は様々である。リスクがほとんど無いが「感染しているに違いない」という強い思い込みもあれば、感染リスクの高い行為（例：コンドーム無しで繰り返す性行為）による不安もある。

　可能であれば、検査前の時点で、HIV 感染症の感染経路など正しい基礎知識を提供し、本人が「リスク」と思っている行為を確認し、本人の情報のなかで誤った部分は修正していく。受検者の感染不安の原因となる性行為を具体的に確認することに相談担当者も躊躇や恥じらいを持ちやすいが、「大

切なことだから」と淡々と中立的な姿勢で確認していくことで、受検者もあまり強い抵抗感は示さずに自身の行為について具体的に説明してくれるようになる。

　感染リスクの高い行為がきっかけで検査機関を訪れた受検者には、「感染判明後」について簡単な医療・治療情報を提供し、検査結果後の「その先」に希望的な見通しを持ってもらう。現在、HIV 感染症は慢性疾患に近く、日々の生活を送りつつ受療は可能になっているが、多くの受検者は未だに「感染＝死」のイメージを強く抱いている。「陽性であれば終わりだ」という誤ったイメージを持つ場合は、陽性結果の通知を受けた時（通常、検査後 1 ～ 2 週間後）は、告知時に非常に大きな衝撃を受け、医療・治療の説明が本人には入りづらいことが予測されるからである。

②　**検査の説明と受検のタイミングの確認**：今回の検査で何が判明するかを明確に説明する。血液中に HIV に対する抗体が検出されるのは、感染から 4 週間後くらいからと言われている。受検者が、感染したと思う行為から十分の期間を確保しているかどうかの確認は検査前に必須である。

　また、検査の流れ（検査前～検査～検査後説明）を事前に受検者に説明することは、受検者に検査を具体的にイメージしてもらう上で役立つ。検査実施機関では検査の流れのチャートを作成などの工夫も行われている。

③　**インフォームドコンセント**：検査受検は本人同意が原則である。本人が納得した形で検査に臨めるよう、検査説明には本人に分かりやすい言葉を用い、そしてその説明が本当に理解されたかどうかを確認し、本人のプライバシーが守られていることも保障したうえで本人の受検への意思確認を行う。検査実施に際し、一貫して受検者の人権に配慮を払うことが求められている。

(2)【検査後のカウンセリング】

　これには大きく分けて二つある。一つは、検査結果が陽性（HIV 感染）と判明した場合の支援であり、もう一つは陰性の場合の予防カウンセリングで

ある。

①　**結果陽性時のカウンセリング**：自発的に受検し、「もしかしたら陽性では」と心づもりをしていても、「HIV検査は陽性。あなたはHIVに感染している」とストレートに告げられることは受検者にとって衝撃的な経験である。まして「念のため」という軽い気持ちで受検した受検者であれば、陽性の知らせは寝耳に水で、この結果の受けとめは非常に困難になる。このような受検者に検査担当者は、告知とともに「次」の行動である医療機関の受診を勧める必要があるが、本人の精神状態がある程度落ち着かなければ、医療機関や受診までの手順の詳しい情報はなかなか入りづらい。この「陽性告知時」の場面では、時間をかけて受検者の心情を受けとめつつ、本人に分かりやすい・入りやすい言葉を使いながら「なぜ、病院受診が重要か」を説明し、受診への動機づけを行うことが重要である。受検者が匿名のため、一期一会の限られた場面でどう受検者を支えるかは大きな課題である。告知を担当する医療従事者と心理支援に携わる保健師や心理職が、役割を分担しつつかつ連携し、受検者支援に当たることが求められる場面である。

②　**予防カウンセリング**：「今後HIVに感染しないよう、予防ための具体的行動を取るには」という話題を陰性結果が判明した後に受検者とカウンセラーで検討する「予防カウンセリング」は、検査相談のもう一つの重要な場面である。受検者（特に女性）もそのような話し合いを自ら求めてくることは多い。その際、予防の原則を自動的に繰り返す方法はあまり役に立たない。本人の感染リスク行為は千差万別であり、また、予防行動を取る相手との関係性も多様である。相手との間でどれだけ感染予防についてセーファーセックスの交渉ができるかどうかで本人の感染リスクの高低も変化する。受検者ひとり一人の状況を押さえつつ、「今後のリスク軽減のためにどのような行動が可能か」を本人と話し合うことによって、初めて本人の行動変容へとつながる。受検者の知識・認識・リスク行為・対人関係の持ち方・価値観をアセスメントしつつ、「その人のHIV感染リスクの軽減・予防の取り方」を共

に検討する、「テーラーメイド指向（その人に合った対応)」の支援が重要である。また、受検者はプライバシー保護を前提とした守られた空間と時間のなかに身を置くことで、日ごろ抱いている HIV 感染についての疑問や不安を語ることができる。特に性行為や性感染症は、なかなか公に相談しづらいテーマである。これをカウンセラーとの間で、非難される心配なしに正直に語れる機会を受検者が持つことは、これまでの性に対する態度や価値観、人間関係を振り返るきっかけにもなる。このような予防カウンセリングのアプローチは、HIV/ エイズに限らず今後様々な分野で心理職が積極的に活用できる一つの支援方法になる可能性があるだろう。

3) PITC について：Provider Initiative Testing and Counseling
（検査実施者が率先して行う検査相談）

　病院やクリニックでは、感染者の増加に伴い患者の HIV 感染の有無を術前や出産前などに確認する必要が生じてきた。それは患者の体調管理のためでもあるが、同時に血液を多量に扱う医療従事者の感染予防の目的も含まれる。産婦人科クリニックでの妊婦検査には、現在 HIV 検査がほとんど自動的に組み込まれており、また医療機関の術前検査にも、血液検査の一環として肝炎検査などと同列で HIV 検査は実施されている。

　VCT 時と使用する検査の種類自体は同じでも、PICT での検査対応は大きく異なる。VCT は自発検査で、本人自らの意思で受けるものであるが、PTCT は、検査実施者が主導するものである。HIV 検査は血液検査のリストのなかに最初から含まれており、検査実施については、一括して患者の同意を得るという形を取っている。患者によっては、血液検査に HIV 検査が含まれていることを意識せず検査を受け、陽性と結果が出た時点で初めて HIV 検査も受けていたことを知るという事態を経験する場合もある。その際の患者や家族の驚きと混乱は非常に大きなものである。

　PITC の検査促進においても、HIV 検査への患者の理解を求めることが肝

要であるが、現場では時間や人員に制限があるためなかなか実施されづらい。この現状を受けて、厚生労働省の研究班ではいくつかの検査相談のガイドラインを作成し、患者中心の対応の周知に努めている [2]。医療機関で勤務する心理職に「入院患者に HIV が分かり、患者と家族の支援をして欲しい」といった依頼が突然入ることも想定されるため、HIV 検査の種類やその特徴、自設での PITC の実施方法などについては、心理職も事前に知識を持つことが望まれる。

【妊婦検査について】

　妊婦対象の HIV 検査は、この PITC 検査の分類に入る。

　妊婦の場合、産婦人科クリニックでは通常、スクリーニング（一次検査）のみ実施する。この一次検査で「陽性」と判明した場合は、正確な診断のための確定検査が必要となるが、その際は改めて総合病院での再受検を勧められる。

　妊婦検査の大きなテーマに、「偽陽性」の問題がある。一次検査で「陽性」が出ても、確定検査で「陰性」となり、最終的には陰性と診断される事態が非常に多い。妊婦の群はもともと HIV 感染率が低いため、感度の高い HIV 検査では偽陽性が出やすいことがその原因となっている。ここで留意すべきは、クリニックの一次検査で「陽性」判明した時の「陽性結果」の伝え方である。一次検査で HIV 陽性が確定したという誤った認識から、妊婦にこの時点で「HIV 感染確定」が伝えられ、本人と家族が非常に混乱した事例もある。妊娠そのものがすでに本人への心身の負荷となるが、このような誤解に基づく告知は妊婦に深刻な打撃を与える。ガイドラインも作成され [3]、全国の病院・クリニックへ配布されているが、検査実施側は、検査一つでその人の人生に大きな衝撃を与えかねないということを意識に留めつつ検査の実施を丁寧に進めることが肝要である。

3. 検査相談における「カウンセリング」の役割

　HIV/エイズで、「カウンセリング」を支援の方法として最初に明確に位置付けたのは、この検査相談の分野である。「カウンセリング」の用語は、検査対応のなかで、「検査前カウンセリング」「検査後カウンセリング」として使用されている

　1990 年代は、感染症の分野において「カウンセリング」は市民権を持っていなかった。しかし海外で「カウンセリング」の言葉を検査対応のなかに銘記し、受検者対応の重要な援助方法と位置付けた時点で、国内においてもこのカウンセリング的な支援のあり方について注目が集まるようになった。

　VCT や PITC における「カウンセリング」は、心理職が想定する個人の精神療法とはその役割が異なる。検査相談における「個別性」「守秘義務」「本人の意思決定（特に VCT）」の重視は、従来の精神療法とも共通するが、検査相談においては、クライエントである受検者への適切な情報提供と本人の検査への正しい理解の確認、その上での検査受検や病院受診という行動の促しが重要な役割であり、心理教育的な要素が大きな部分を占める。また、受検者の背景に深刻な心理社会的な問題や精神疾患が見受けられた場合は、「適切なところへのリファー（関連機関の紹介）やコミュニティの社会資源へのつなぎ」が重要な役割の一つになる。

　VCT の場合、例外を除いて一期一会の心理支援の介入であるため、カウンセラー側には、カウンセリングで取り上げる課題の優先順位の決定とその課題を限られた時間でどこまで取り扱うべきかというアセスメントを短時間で行うことが求められる。一回性の限られた支援のなかで、「対応の限界」に留意しつつ、「この場面でやれること」「課題をどこまで、どのように取り上げるか」について判断しながら受検者と向き合う点において、災害支援とも共通する部分がある。

4.　検査に訪れる人たちとその心理的支援について

　筆者は 12 年間、東京都による全日対応型の HIV 検査相談機関、「東京都南新宿査・相談室（移転後は「東京都新宿東口検査・相談室」と名称を変更）に、カウンセラーとして 5 名のカウンセラーと共に勤務した（シフト制、一日一名のカウンセラーによる勤務体制）。

　検査には、10 代から 80 代までの老若男女が訪れた。平日は 15：30 〜 19：30（土日は 13：00 〜 16：30）まで検査を受け付けるため、仕事帰りの人たちの受検も多い。

　年間の受検件数は、10,000 件前後で推移している。また現在は、梅毒検査の同時実施と多言語対応（英語・中国語・韓国語）も行っている。

　この検査室は、受検者のカウンセリング希望を検査前と検査後に受け付けており、また HIV 陽性判明時の医師による告知の場面では、本人の了解が得られれば、その場面に同席し、その直後の支援にも従事している。

　2016 年から 2018 年の 3 年間にカウンセリングを受けた受検者の動向について、カウンセリング後のアンケート（アンケート記入は本人の自由選択）からまとめたもの[4] より、2018 年の相談結果を中心に報告したい。

　受検者の動向を、一般相談（主に HIV 感染陰性である未感染者群が対象）と陽性結果通知直後の相談（感染者群が対象）の二分類で検討した。

　その結果の一部を図 2 〜 4 に示している。

　図 2 は、2018 年の相談件数（男性：264 名、女性：117 名）における年別の年齢別の全男女の分布である。

　特に、10 代では、受検者の性別割合では、ほぼ同率になっており、若年層の女性の HIV 検査への関心と相談ニーズの高さが推測される。また、若年層の女性の占める割合は、年々増加傾向にあった。

　図 3 は、2018 年一般相談後のアンケート結果の一部である。質問項目「カ

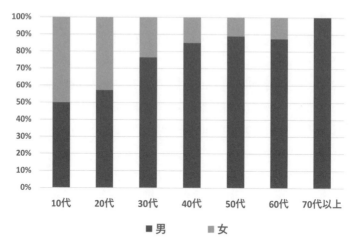

図2　受検者　年代別　男女割合（n = 381）

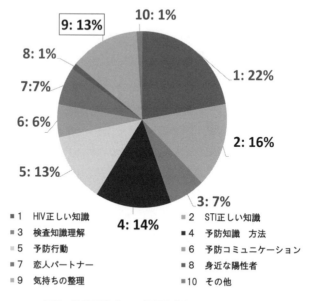

図3　検査受検者　一般相談内訳（n = 191）

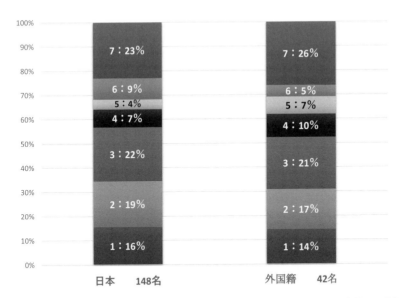

■1 病院選び　■2 病院　■3 治療　■4 セックス　■5 カミングアウト　■6 家族　■7 雇用

図 4　日本人陽性者と外国籍陽性者　相談（主訴）内容の割合比較（n = 190）

ウンセリングのどのような点が役立ったか」への年別（2018 年）の回答であるが、この結果から受検者の検査相談のニーズをうかがうことができる。HIV 感染症や性感染症、検査に関する「正しい知識」へのニーズが 38％、予防に関するニーズ（知識・方法・行動・パートナーとのコミュニケーション）が 33％と、「予防」に関しては「正しい知識」とほぼ同程度のニーズの高さのあることが判明した。

　また、特記すべきは、「気持ちの整理」のニーズがカウンセラーらの予測を遥かに上回った点である。このニーズの高さは、実施の年別を比較してもほぼ同じ割合で推移していた。情報収集とともに、自身の感染不安や現在抱いている精神的な混乱や動揺について「気持ちを語る」場を求める受検者のニーズが推察される。

　図 4 は、2018 年の HIV 陽性判明時の日本人と外国籍の受検者におけるそ

れぞれの相談内容の割合である。この年は、日本人の陽性者 148 名、外国籍の陽性者 42 名へカウンセリングを実施した。外国籍の受検者の HIV 感染判明は増加傾向にあった。

　日本人・外国籍の受検者ともに、「今後、どのような治療が可能か」という「先の見通し」への関心が高かったが、「雇用」は外国籍の受検者の最も頻繁な話題だった。感染後も日本で働き続けることが可能かという切実な懸念を語る場面も多かった。一方、日本人の受検者の相談では、「家族」が年別に関係なく常に一定の割合で話題になっていた。家族へ感染の事実を知らせるべきかどうかについて、特に同居している受検者にとっては切羽詰まった課題であった。

　検査には日々、多様な背景を持つ人々が訪れている。多様とは、年代、人種や文化はさることながら、HIV 感染と予防の理解度、感染リスクにつながる行為の具体的な内容、性行為の相手との人間関係、セーファー（より安全な）性行為についてのコミュニケーションスキルなど複数の側面における個別性をここでは意味している。カウンセラーは、感染不安の高い人々や感染判明直後の受検者と丁寧に向き合い、予防行動への主体的取り組みや精査や治療のための早期受療への促しといった比較的明瞭な役割を意識しつつ検査時におけるカウンセリングに携わっている。

5.　感染症とコミュニティ

　コミュニティに向けた HIV 予防啓発のメッセージは、人々の受検行動を促す重要な要素となる。住民はメッセージを通し、「HIV 検査」の存在や意義を知り、自身の行動と照らし合わせ、検査受検を具体的に考える機会を得る。このような「きっかけ作り」は検査行動への働きかけで重要な第一歩である。

　エイズへの予防啓発のメッセージをどのように発信するかについては、働

きかけの対象となる層を定めて、その層への分かりやすいメッセージ内容を決定するという作業が必要不可欠である。なるべく平易な言葉で、端的に、そして瞬時に、多くの人々の関心を引くような呼びかけの言葉を見出すために、例えば、公益財団法人エイズ予防財団（エイズについての国民の意識向上や予防行動の促進を目的として設立された組織）では、毎年開催される「世界エイズデー」にちなみ、キャンペーンのテーマを公募し、その決定したテーマに添ってポスターコンクールを開催するという方法を取っている。普及啓発用のポスターも製作されており、そのなかには検査受検を促すポスターも数枚作成された。筆者も財団に勤務当時、ポスター製作に関係者と一緒に取り組んだ経験があるが、検査促進にどのようなフレーズが良いか、ポスターの写真や内容が情報発信の意図と一致して分かりやすいメッセージになっているかなどの議論を繰り返したのを覚えている。

　また、この予防啓発の一環として、検査受検への促しを目的に毎年6月の一週間を「HIV 検査普及週間」として大々的にキャンペーンを行い、全国の検査機関での特別枠の設定（例えば、時間枠の拡大）の取り組みも行っている。

　同時に、検査相談の活動は、NPO/NGO の協力を得て、HIV 感染で最も大きな影響を受けているグループに集中して展開するという対応も行っている。特定のグループへの検査相談の実施キャンペーンを期間限定で行う「検査イベント」の実践がその一例である。対象者がアクセスしやすい場所に簡易の検査会場を設置し、地元の HIV 医療・保健の関係者にも協力を依頼し、受検者の信頼が厚いスタッフを配置することで、受検者の検査への信頼の確保にも努めている。

　このように HIV/エイズでは、HIV 感染者へのカウンセリングや検査体制の充実により、HIV 感染症における予防とケアの取り組みを強化している。1章で触れた「予防とケアの両輪の取り組み」の代表例として、この検査分野の活動は展開されてきたと言える。

6.「カウンセリング研修」と人材養成：支援者支援の一環として

　保健所と病院の HIV 感染症担当のスタッフへのカウンセリング研修は非常に活発に実施された。これは、担当者のニーズの高さも一因と思われる。保健所は、匿名で連絡先の確認が不可能な受検者に、どのようにすれば陽性結果判明後に病院に着実に繋がってもらえるかという難しい課題に直面していた。一方病院では、初診時の緊張の高い患者へ、どのような方法で気持ちを和らげながら、疾患や本人の病状（もし症状が出ていれば）を理解してもらうか、また感染予防の観点から、本人の周囲に感染の可能性がある関係者がいるかどうかを、本人に嫌な思いをさせない形で確認するにはどのような声かけが良いかなど具体的な対応で悩むことも多かった。HIV 感染症は、2022 年現在、薬剤の開発の進展により慢性疾患に近づき、また服薬もずっと簡便になり、「HIV と共に」という共存のスタイルが非常に現実的になってきているが、特に 1990 年代の薬剤治療が皆無な時には、検査受検者の受療への動機づけや、病院での受診継続の働きかけはハードルが非常に高かった。

　研修では、相手の話や感情を受け留める「カウンセリングの基本」の講義と、検査の現場を再現して行うロールプレイングを組み合わせ、研修初期の時代は 2 泊 3 日で心理支援を学ぶ密度の濃い研修が実施された。

　この研修のファシリテーターを当時 HIV 医療に従事する心理職が担当し、様々な場面（保健所の告知や病院での初診）における感染者の心理的課題の理解と具体的な心理支援についてあり方について、参加者と一緒に検討していった。現在、「支援者支援」という言葉は良く耳にするが、1990 年代当時はそのような考えは定着しておらず、心理職も試行錯誤で自分たちが果たすべき役割を模索している段階だった。

　研修は、現場対応のシミュレーションとカウンセリングスキルの学習が主

な目的だったが、同職種が一同に集うことによって、参加者間のネットワーク作りにも貢献できたように思う。また研修主催側も、地域の横のつながりの機会を交流会を通して積極的に提供していった。研修という学習方法は、その活用によっては単に最新知識の提供だけではなく、参加者のこれまでの取り組みの振り返りや参加者の横のつながりの強化、また、次の研修指導者の育成など幅広い役割を果たすことができる[5]。今後もこの支援者支援の取り組みに心理職が何らかの形で関与し、研修の効果を一層高めていくことを期待したい。

7. 新型コロナウイルス感染症と検査：整備途上の検査体制

　検査体制の整備は、COVID-19の感染拡大の拡がりを受けて、全世界で急ピッチで進んでいる。日本においても、簡易検査である抗原検査の無料配布が始まったり、気軽にPCR検査を受検できる街角検査会場の設置が進んでいる。しかし検査自体の配布や検査機会の提供は目に見える形で進む一方で、検査についての情報提供や検査活用の方法などのガイドラインの整備は非常に遅れている印象を受けている。1章で述べたように、検査は万能ではない。目的に添って、何を、どの精度で拾い上げるかを選択し、その検査結果をどう活かすかを徹底して検討する必要があると考えるが、2022年1月末の現時点では、「検査をする・しない」「検査キットの配布方法」のみが議論されている。簡易検査の抗原検査とPCR検査、それぞれの特徴や限界、検査目的に添った検査の選択、検査結果の意味をどう理解すれば良いかという情報など、検査そのものについての社会全体への普及啓発ははなはだ不十分である[6]。

　HIV感染症の分野で実施してきたような検査体制の整備や社会全体の検査の普及啓発が、COVID-19においてもより積極的に展開されることを強く望んでいる。

（矢永由里子）

引用文献

1）厚生労働科学研究費補助金エイズ対策政策研究事業 「HIV 検査体制の改善と効果的な受検勧奨のための研究」. HIV 検査相談マップ　https://www.hivkensa.com/（2022 年 2 月 15 日取得）

2）平成 26 年度厚生労働科学研究費補助金エイズ対策政策研究事業 「HIV 検査体制の充実と活用に関する研究」（2014）. 病院における HIV 検査実施ガイドライン：HIV 検査と陽性結果通知時の対応　guideline001（3）.pdf（2022 年 2 月 17 日取得）

3）平成 20 年度厚生労働科学研究費補助金エイズ対策政策研究事業 「周産期・小児・生殖医療における HIV 感染対策に関する集学的研究」（2008）. 妊婦 HIV 一次検査実施マニュアル：妊婦検査に関わる医療従事者の方々へ～　https://api-net.jfap.or.jp/manual/data/pdf/nhivk_0603.pdf（2022 年 2 月 10 日取得）

4）矢永由里子（2018）. 発表「HIV 検査相談の受検者の動向：相談ニーズについて 東京都南新宿検査・相談室において」. 第 32 回日本エイズ学会学術集会. 2018 年 11 月 12 日開催.

5）矢永由里子・今井光信・加藤真吾（2014）. 研修事業の取り組み：研修をデザインするということ—HIV 検査相談研修におけるガイドラインの作成から普及までのプロセスを通して—　日本エイズ学会誌, 16, 185-194.

6）枝松佑樹（2022）.「若者、受診せず療養も可」 専門家提言「検査せず診断」を修正. 朝日新聞. 2022 年 1 月 22 日朝刊

3章　新型コロナウイルス感染症 1
医療

　本章と次章では、新型コロナ感染症とその心理社会的課題に焦点づける。

　本章では、医療分野で起こったクラスターの実際と心理職による職員支援の実践を報告する。災害に匹敵する混乱の現場で、組織全体を視野に入れ、多職種チームの一員として創意工夫しながら自身の役割を遂行する取り組みに、チーム医療の貴重な実践のあり方を学ぶことができる。

【キーワード】　クラスター，職員の心理支援と連携，精神科病院，メンタルヘルス体制の構築，認知症と共に生きる高齢者

1節　総合病院における感染症と心理臨床

1. はじめに

　旭川市は北海道のほぼ中央部に位置し、およそ人口33万人（2022年3月現在）の道北の中心都市である。2020年の11月から12月にかけて（感染流行の第3波にあたる）、旭川では市内の医療機関や筆者の所属する旭川厚生病院、市内の福祉施設と立て続けに新型コロナウイルス感染症の大規模クラスターが発生した。当時連日マスコミ報道がされていたように、自衛隊支援が出動するほどの未曾有の事態となった。

　当時の旭川の様子を振り返ると、街中が異常な雰囲気であったことを覚えている。市民は見えない未知のウイルス感染の恐怖にさらされ、強い不安と緊張感の中で生活していたように思う。全国のマスコミ報道でも話題になっていたが、クラスター発生施設の職員はかかりつけの病院の受診拒否や保育園での子供の預かり拒否をされることも珍しくなく、例え濃厚接触者ではなく、感染リスクの低い状況にあっても、どこか負い目を感じながら生活をせざるをえなかった。これらによって私たちがつらい想いをしたことは確かだが、一方でウイルス感染のリスクから自分達の職場や生活を守りたいという心理から、拒否せざるをえなかった心情も理解できる。目に見えない感染症の恐怖は、私たちの健康や生命だけではなく、生活や人間関係、精神状態にまで広く影響していた。

2. 病院の特徴と概要

　筆者が所属する旭川厚生病院は、24診療科539床からなる総合病院である。

周産期母子医療センター、小児救急医療拠点病院、地域がん診療連携拠点病院、エイズ治療拠点病院といった指定施設であり、NICU（12床）、緩和ケア病棟（23床）を有する道北地域でさまざまな役割を担っている病院である。心理職は2名であり、看護師、がん相談員、認定看護師、MSWらとともに総合相談センターに所属している。精神科は休診中であり、筆者は普段、がん相談支援センターや緩和ケアチームに所属し、主にがん患者や家族、遺族の心理支援を行っている。数例だがHIV感染症の患者の支援も経験している。

3.　大規模クラスター発生によって地域で起きている問題

　旭川では新型コロナウイルス感染症のクラスター発生時、またはその流行下で次のような問題が起きていた。

①　クラスターの発生による病院機能停止と地域や他医療へのしわ寄せ

　クラスターが発生すると、まず病院機能が停止する。より具体的には外来が休止となり、新規の入院患者も受け入れられない。当院で出産する予定で通院していた妊婦もがんの治療で通院していた患者も医療を受け続けるためには他の病院に転院しなければならない。急に慣れない環境に移らなければならない患者は大きな不安にさらされてしまう。また人間ドックなどの健診も一時停止となり、急を要しない手術等も予定は先送りになってしまう。新型コロナウイルス感染症のクラスターが発生すると、感染した患者の治療が優先され、他の医療にしわ寄せが行き、通常の医療のバランスが崩れる。患者はいつも通りの環境で安心した医療を受けにくくなってしまう。

②　入院患者の家族面会ができない

　新型コロナ感染症が広まって以来、多くの病院では感染対策の一環で入院患者への家族の面会を制限している。患者が長期入院になる場合は、家族と会えない状況が大きなストレスとなり、また家族は患者の体調や治療状況をタイムリーに把握するのが困難となる。特に終末期のがん患者にとっては大

事な時間を家族と過ごす機会が制限されることになる。そのため、在宅医療を希望する患者が増えており、訪問看護師や訪問診療を行う医師の負担が増えている実情がある。

　旭川に限らず、大規模クラスターが発生してしまった地域や新型コロナウイルス感染症が蔓延してしまった地域では同様の問題が起きていることが想定される。このような新型コロナウイルス感染症に伴い、二次的に生じる問題についても留意しておくことが必要であると思われる。

4. 実際の支援

　2020 年 11 月 21 日に判明した旭川厚生病院における新型コロナウイルス感染症クラスターは、最終的に患者および職員で合計 311 名の感染者が確認される日本最大規模の大規模クラスターとなった。これにより当院は外来休診、新規入院患者の停止など病院機能停止をせざるをえなくなり、多くの患者、地域住民、関係医療機関に多大な影響を与えてしまった。このような事態の中で、私たちの周囲で何が起き、私たちがそれとどう向き合ったのかをここで報告し、新型コロナウイルス感染症と心理支援について検討していきたい。

1）院内感染が発生した状況と職員への心理支援依頼までの経過

　11 月 20 日に病棟職員の感染が判明し、翌 21 日に職員・患者の複数の感染が確認され、クラスターが判明した。判明した時にはすでに複数の病棟へ拡がっていた。しかし、市内の他医療機関での大規模クラスターも発生していたことから、市内基幹病院への転院が困難であり、院内で陽性者のほぼ全例を管理する必要があった。そのため明らかな濃厚接触者以外の職員は、陰性確認を行った上で勤務継続をせざるをえない状況にあったが、その後勤務者にも多数の感染が認められ、一時的に人員不足となってしまった。このよ

うな状況の中で、精神的不調を訴える職員、特に感染症管理病棟の看護師の精神的不調が多くなってしまったため、病院管理者（副院長と看護管理室）から心理職へ職員の心理支援の依頼がきた。

2）職員の心理支援のための連携強化の取り組み

心理支援依頼がなされたのは次のような状況であった。特に感染症管理病棟で働く看護師の中に不眠や過緊張状態にある看護師が増えており、出勤できなくなるものも見られていること、また感染あるいは濃厚接触者となりホテル等で隔離状態にある職員の中にも不安や不眠から精神状態が危機的になっている人がいるということであった。このような状況は早急に危機介入が必要な状況であると判断し、次のように多職種との連携体制を整備し、心理支援を実施した。

①　感染対策本部との連携

クラスター発生後、院内に行政や保健所の協力のもと感染対策本部が設置された。心理職が新しい対応を行う際は、必ず感染対策本部に相談しながら行った。心理職は感染症や感染対策の専門知識をほとんど学んでいないことが多い。何をどこまでやってもよいのか、今どのような感染対策を実施して行動すべきなのかは常に変化するので、随時確認しながら行動することは大事なことであった。このことが自分自身そして周囲を守ることにつながる。職員や患者支援を行う前に、まず大切なのは自分が感染しないように注意することである。感染症管理病棟に入っていく際は、防護服の安全な着脱方法について繰り返し指導を受け、練習を行った。

②　医師との連携

不眠や不安を訴える職員が多く、その中には服薬による支援が必要な人もみられた。まず電話相談で心理職が話を聞き、必要と思われる人には医師の

診察につなげ、睡眠薬や抗不安薬を処方してもらった。協力を依頼した医師は緩和ケア科の医師であったが、精神科の経験を持つため職員のメンタル上の問題に適切に対処してもらえた。どの医師に協力を依頼するとよいか、どの医師とならスムーズに連携できるかは、職員の心理支援を行っていく上で最も重要な要素の一つになる。

③　産業保健師との連携

　当院には職員の健康相談を担当する産業保健師が常勤している。当時、産業保健師は感染した職員を把握し、ホテルや自宅で療養している職員の状況を確認するために電話連絡をしていた。産業保健師には、職員の不眠や不安などの精神状況についても確認してもらい、問題を抱えている場合は心理職につなげてもらうようにお願いした。特に不眠の問題を抱えているかどうかは職員がメンタル上の問題をスクリーニングする上で指標になりうると感じた。産業保健師とは常に情報共有し、それぞれの支援状況について確認しあった。

④　病棟管理者との連携

　各病棟管理者には各職員が孤立しないように、なるべく声かけをしてもらうようにお願いした。また、その際に特に不眠や不安に悩む職員がいないか確認してもらうようにお願いした。心理職との相談につながったケースは、この病棟管理者からの促しによるものがほとんどであった。普段から病棟で職員一人ひとりを見ている病棟管理者との連携が、このような事態ではとても重要であると改めて感じさせられた。

3）心理職による職員への具体的な心理支援活動

（1）心理職による電話相談の実施とその広報

　まず心理職の直通電話（PHS）による電話相談を実施することとし、その

案内を作成した。その案内には職員へのメッセージとセルフケアに関する情報についても一緒に記載した（図参照）。忙しくて余裕のない状況でも目にしてもらえやすいように、極力最低限のメッセージと情報量に留めるように配慮し、セルフケアなどの参照してほしい情報については、丁寧に情報をまとめた既存のサイトのQRコードを添付した。これらの案内を各部署に配布し、さらに各階の職員のトイレの個室の壁にも貼ってもらった。また院内のイントラネット内の情報掲示サイトにもリンクを貼り付けた。

（2）職員への心理相談とその内容

感染症管理病棟で働く看護師からは、不眠や悪夢、休みの日にも仕事のことが頭から離れず過緊張状態が続き休めない、感染してしまった同僚と同じように次は自分が感染してしまうのではないかという恐怖が常にあるといった訴えが多く見られた。仕事に没頭しているほうが楽であり、むしろ家で一人で休んでいるときのほうが不安と恐怖が強くなると語る職員も多くみられた。感染対策により分断・隔離がはかられている状況が、孤立を生み不安が増悪している様子であった。また、自宅やホテルで隔離されている感染した職員や濃厚接触者からは、家族や同僚に迷惑をかけてしまったという罪悪感やホテルの狭い部屋の中で孤立した状況にさらされてしまうつらさ、院内の新しい情報が入ってこないことによる不安などが語られた。職場復帰した職員も、後遺症によるさまざまな不調を訴えていた。最も多い訴えは、味覚や嗅覚異常で、その状態はしばらく続いていた。また、軽度の疲労感や呼吸苦が継続している職員もいた。

（3）患者対応に困る看護師へのコンサルテーション

感染症管理病棟からは、職員の支援以外にもさまざまな相談があった（感染者のせん妄の対応に困っている、死にたいと訴える患者がいる、不安で泣いている患者がいるなど）。どのようなことでも病棟から相談があった際はなるべくか

○○の皆さんへ

◎　下記のことに気をつけて生活して下さい

1. 感染流行は医療支援者にも大きなストレスを伴います

　感染者への対応は非常に緊張の伴う業務です。それらの蓄積は人のこころに不安や恐怖、怒り（イライラ）、不眠、あるいは様々な身体不調を生じさせます。特に不安なことが頭から離れなくなったり、不眠や食欲不振は注意が必要です。これらの反応は決して特別なものではなく、ストレス状況下では誰にも起こり得る自然な反応です。

2. こころとからだの健康を保つ生活を送りましょう

　苦労話を共有できる仲間や親しい人と話す、互いにねぎらう、規則正しい生活を送る、適切な情報に基づきこれまでと同様の生活リズムを維持する、適度な運動を心がける、休みの日は自分の好きなことをして楽しむ（感染リスクを考慮して）などして、こころとからだの健康の維持に努めてください。

3. 無理はしないでください

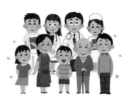

　スタッフの皆さんの働きによって多くの人が救われています。ただ、決して無理をなさらないでください。もし不調を感じたら、上司や信頼できる人に相談してください。互いの表情や態度を気にかけ、サポートしあえる雰囲気を作っていくことも大切です。

4. ストレス対策については以下の情報サイトもご利用ください

　新型コロナウイルス感染症対応に従事されている方のこころの健康を維持するために
　　　　　　　　　　　　　　　　　　　　　　　　日本赤十字社 HP

　「あなたのこころをリラックス」リラクセーション法の紹介　Youtube 動画
　　　　　　　　　　　　　　日本サイコオンコロジー学会（JPOS）

5. 何かありましたらご相談下さい

　大事なことは気持ちのつらさを我慢しないことです。皆さんの健康が守られることは皆さんの大切な人、そして多くの市民が守られることにつながっていきます。気になることがありましたら、お気軽にご相談ください。

図　職員向け広報の一例

けつけるように務めた。防護服を着て感染症管理病棟に入っていくのは正直を言うと不安と緊張が強かったが、心理職が駆けつけた場合に、病棟の雰囲気や看護師の緊張感が緩むのを感じ、このような相談に心理職ができる限り応えることも職員支援として大事なことであると実感した。

　ここで、せん妄について説明したい。せん妄とは、「身体疾患や薬剤、手術などの身体的因子が原因となり、軽度から中等度の意識障害をきたした脳の機能不全の状態である[1]」「一般的にせん妄は1つの原因だけで生じることは少なく、いくつかの要因が合わさった結果生じる。高齢者がせん妄を発症するきっかけとなる要因は脱水、感染（肺炎が多い）、薬剤（ベンゾジアゼピン系薬、ステロイドなど）の3つが圧倒的に多いことが経験的に知られている。特に一般病棟では薬剤がせん妄のきっかけになることが30%前後ある[2]」とある。発症者に高齢者が多い新型コロナウイルス感染症では、せん妄も重要なテーマになる。せん妄になると、不眠、記憶障害、徘徊、不安・焦燥感、興奮・易怒性、幻覚・妄想などさまざまな精神症状が出現する。病棟では感染した患者が、せん妄のため徘徊して隔離が困難な状態になったり、興奮して怒りっぽくなったり、不安焦燥感、落ち込みが強くなり、希死念慮がみられるといった事例が散見し、看護師が対応に困ることがあった。そのため、心理職に数件の相談依頼が寄せられた。心理職は医師と連携し、アセスメントや患者とのかかわり方について病棟の看護師の相談に乗ると同時に、防護服を着て直接患者の話を聞きに行って相談対応することを心がけた。

5.　地域の心理職の支援について

　当院の大規模クラスターがマスコミ等で報道された影響もあり、筆者のもとに地域の心理職から自施設における心理支援についての相談の問い合わせが数件あった。実際の相談対応はメール、電話、ZOOMを使用したオンライン面談で行った。そこで筆者が心がけたことは以下のようなことである。

①　安心して相談できる場を提供する

　新型コロナウイルス感染症のクラスターが自施設で起こり、感染症や職員の支援の依頼を受けた場合、心理職にとって感染症における支援は未知の体験のため不安や恐怖や混乱を生じやすい。そのような心理職に対し、安心して相談できる場やエンパワメントが得られる機会は必要であると思われる。筆者が地域の心理職から相談された際に心がけたのは、まず話を聞き、『いつでも相談して構わない』と伝えることだった。その上で『一緒に考えていきましょう』というメッセージを伝えた。このメッセージをもらうことで勇気をもらえて問題と向き合う覚悟ができたと話してくれた心理職もいた。周囲に支援や相談を依頼できる心理職がいない場合は、地域の心理士会等で情報交流会などを開催している場合もある。このような地域のネットワークの活用も一案だろう。

②　自施設の心理支援のリソースをアセスメントし、多職種との連携を促す

　それぞれの施設によって、心理支援のリソースは異なるので、何をどうすれば良いのかは一概に語れない。心理職が相談対応をする場合にどの管理者が相談に乗ってくれるか、施設の中で課題を一緒に考えてくれそうな人は誰か、協力してくれる医師や看護師はいるかなど様々なリソースをまず見極めて、キーとなる人達といかに役割分担し、協働していくかを話し合っていくかが大切な視点であると思われる。ただ単に心理職が相談対応を始めますと案内してもなかなか相談にはつながらないであろう。既存のシステムや多職種といかにつながり、いかに役割分担をするかが大切であると考える。地域の心理職から相談された際もこの点を一緒に考え、整理する作業を援助していくことが大事であると感じる。管理者や多職種と円滑なコミュニケーションを重ねていくことによって、心理支援の場が次第に安定してくるということを今回の一連の体験で学んだ。

③　心理職が使える情報支援ツールを紹介する

　日本赤十字社による「新型コロナウイルス感染症対応に従事されている方

のこころの健康を維持するために3)」は、心理職が情報を整理する際にも支援者に情報支援ツールとして紹介する際にも役立つであろう。その他にも新型コロナウイルス感染症に関する心理支援に役立つサイトづくりは進んできている。またYouTubeでは、呼吸法や漸進的筋肉弛緩法などのリラクセーション法も紹介されている。動画を見ながら一緒に実施するようになっているので、初めての人でも導入しやすくなっている。状況やニーズに合わせてこれらのサイトを活用するのも良いだろう。

6.　考察：感染症がもたらす心理的問題と心理支援について

　今回の新型コロナウイルス感染症の大規模クラスターの体験から、そしてHIV感染者の支援経験も踏まえて、感染症がもたらす心理的問題について最後に考察したい。

1)　職員の心理支援の経過からの考察

　当院におけるクラスター下での職員の心理相談の経過について表のように整理した（表参照）。急性期、慢性期、維持期と、感染状況や院内の状況によって精神症状の訴えや相談内容に変化が見られたのは留意すべき点であろう。例えば、急性期では不眠の訴えが全例でみられ、仕事の緊張状態が家でも続き、自律神経の不調を訴える相談が多かった。ここでは医師との連携が最も重要となる。服薬の必要性についてすみやかにアセスメントし、医師の診察につなげ、不眠等の問題を早急に改善できるように動くことが必要である。

　一方慢性期では、隔離状態への疲れ、状況への不満のような問題が多かった。ここでも不眠の訴えは多かったが、急性期と比べ、相談内容にゆっくり耳を傾けることや共感的に気持ちに寄り添う心理支援が必要であったと思われる。また、収束後の維持期ではしばらく新規相談はみられなかったが、数か月経過したのちに新規相談が数例あった。病院の環境が落ち着いたからと

表　職員の心理支援の経過まとめ

	時期	感染状況	院内の状況	相談の特徴	備考
急性期	クラスター判明（2020年11月21日）～12月31日	感染者が増加し続けている時期（12月29日以降は新規感染者はなし）	職員不足今後の見通しが不透明	ほぼ全例に睡眠の問題見られる（入眠障害、中途覚醒、熟眠障害）悪夢を見る家に帰っても仕事のことが頭から離れない自分も感染するのではないかという不安・恐怖常に緊張している状態が続く、動悸がしている	最も相談者が多い時期しかし多くは1～3回ほどで相談終了
慢性期	2021年1月1日～1月27日（終息宣言）	新規感染者はなし入院患者も徐々に減少	職員不足解消終息の見通しが立つ	隔離状況への疲れ（家族に会えない寂しさ、自分の家に戻れない不自由さ）不眠の相談はほとんどに見られる状況への不満	急性期ほど多くないが、新規相談はみられる
維持期	2021年1月28日～2022年3月現在	新規感染者なし	病院機能が正常化	新型コロナウイルス感染症の影響もみられるが自分や家族が元々抱えている個別の問題が相談にあげられることも多くなる	継続相談が主3ヶ月経過後から数例新規相談あり

安心せずに、注意深く職員の心理状況をみていくことが必要と考える。

2）差別と偏見、否定的イメージの問題

クラスター発生施設の職員の課題は、前述の通りであった。目に見えない未知のウイルスの脅威は不安と恐怖を人々に与える。このウイルス感染の脅威から自分や家族、職場を守りたいという意識が、当事者や治療に当たる医療従事者への差別と偏見につながっていく様子がうかがえた。

1980年代に初めてHIV感染症が報告された際も、当時未知であったウイルスの脅威がマスメディアでセンセーショナルに取り上げられ、『エイズパニック』と呼ばれる現象が起きた。そこでは現在では考えられないような感染者のプライバシーを脅かす報道がなされていた。今回も、同様の問題が起きていると思われる。新型コロナウイルス感染症患者の情報はSNSで飛び交い、『どこの誰が感染した』という『犯人捜し』があちらこちらで起きて

いる。感染しなかった筆者でさえ、当時は犯罪者のような気持ちに追い込まれたのを覚えている。これらの差別と偏見は感染者が SOS をあげにくい状況を作りだしている。また、「感染」と「死」を意識させる病は、強い不安を誘発する。現在はもはや急性の致死疾患ではない HIV/ エイズは、今なお否定的なイメージ（スティグマ）が続いている。新型コロナウイルス感染症においても、特に高齢者や持病を持つ人の重症化のリスクは高いため、「感染」は「死」をイメージさせてしまう。一度付いてしまった否定的イメージを世間から消すことは困難である。そして厄介なことに、このイメージは患者も自身へと向けてしまう傾向があり、またそれが患者を苦しめるという悪循環が起こっている。セルフスティグマの問題である。

　心理職はまず感染症を患う患者の苦しみと心情を理解したうえで支援にあたることが必要であると考える。そのうえで、心理職が感染症や感染対策について正しい知識を持ち、患者のセルフスティグマのもととなる感染や感染症への思い込みや誤情報を是正する対応も重要である。

3）感染対策の分断・隔離による孤立と不安増強を防ぐ試み

　感染対策としての分断と隔離が感染者や濃厚接触者を孤立させ、その孤立が目に見えないウイルスへの不安と恐怖に拍車をかける。筆者は当院の職員の支援から、自宅やホテルで『一人でいる時間のつらさ』について話を聞くことが多かった。不安や恐怖を抱えたまま自宅やホテルで一人過ごす時間は耐え難いと語った相談者は多かった。矢永（2017）は「HIV 感染が判明した患者は社会から遮断された感覚を一時的に持つことも多く、社会的なつながりが途切れたということを強く感じる経験をする [4]」と言う。新型コロナウイルス感染者も同様に、物理的にも心理的にも似たような体験をしているのではないだろうか。ウイルスに感染してしまったという事実だけでもショックを受け、さらに上述した差別や偏見、否定的イメージの中で患者は孤独に苦しむ。当院ではクラスター発生当時、職員トイレの個室に貼られている心

理支援の案内のメッセージを見て、「『気にかけてもらえている』『勇気づけられた』と感じた」と語る職員がいた。また心理職に相談を最もつなげてくれたのは病棟の師長たちであった。職員に声をかけ、気になる職員がいたら、その都度心理職にその情報を教えてくれ、職員へ心理職の相談を促してくれた。自分は気にかけてもらえている、困ったときは助けてもらえるという保障が、感染者や苦しい状況で奮闘する職員を支えるのだと実感を持って体験した。職員と職員の結びつきを強化する今回のような支援は有効だったと考える。

7. おわりに

　非常事態において迅速に対応するために心理職が何をすべきかと悩み続ける日々であったが、今振り返ると、今回の体験で学んだのは、多職種といかに連携し、既存のシステムを強化するかが大事であるということだった。当院では前述したような多職種との連携が心理支援のリソースとなりうるものだった。今回のような事態で心理支援を実施していくためには、事態の緊急性を見極めながら既存のシステムのどこに働きかけるかを早い時点でアセスメントすること、そしてそれに基づいて職員間でコミュニケーションを重ねながら心理支援の場を形作っていくことが大切であると思われる。

　感染対策によって「人と人のつながり」が分断・孤立化されてしまう状況だからこそ、心理職がもう一度「人と人のつながり」を大切にし、再度、丁寧に結び直しをしていく支援を意識することは大きな意味があると感じる。感染症がもたらす緊急事態の中であっても「人と人のつながり」を意識し、「人が人を支える場」を再構築できるような支援を行っていくことが最も重要な心理支援なのではないかと今回の体験を通じ痛感している。

　今回、私が日本最大規模のクラスター下で実際に行った心理支援活動やその中で体験したこと、感じたことを中心に報告を行った。今なお続く新型コ

ロナウイルス感染症によるパンデミック、そして今後起こるであろう新たな
パンデミックについて、今回の報告が読者の方々が支援を検討する際の何ら
かの参考になれば幸いである。

（大盛久史）

引用文献

1) 井上真一郎（2021）. せん妄診療実践マニュアル　羊土社
2) 小川朝生（2019）. せん妄の基礎知識　小川朝生・佐々木千幸（編）DELTA プ
ログラムによるせん妄対策―多職種で取り組む予防，対応，情報共有―　医学書
院
3) 日本赤十字社（2020）. 新型コロナウイルス感染症対応に従事されている方のこ
ころの健康を維持するために　https://www.jrc.or.jp/saigai/news/200330_006139.
html
4) 矢永由里子（2017）. HIV/ エイズと心理臨床　矢永由里子（編）心理臨床実践
―身体科医療を中心とした心理職のためのガイドブック―　誠信書房

トピックス　感染管理認定看護師より心理職へのメッセージ

　新型コロナウイルス感染症（以下、COVID-19）は 2020 年の初めより国内で確認された。以来、COVID-19 に関するニュースを目にしない日はないほど、至る所で報道がなされてきた。今日の COVID-19 によって引き起こされている状況は、医療の現場で働く職員にも大きな試練となっている。そこで、本稿では、「当院の COVID-19 対応の現状」について述べ、今後の心理職活動に活かしていただきたい。

COVID-19 に対応する看護師の現状

　感染者の対応のため個人防護具（2 重手袋、ガウン、帽子、N95 マスク、フェイスシールド）を着用し看護を行っている。個人防護具着用により、処置介助や患者のケアを行っていると季節を問わず暑く、通常よりも疲労感が増す上に、看護師同士の表情、患者からも表情が見えない。また、当院の重傷者を受け入れる病棟では、各部屋にモニターを設置し患者を観察しているため、看護師も常に観察されているイメージがあり、ストレスを感じている。2022年で COVID-19 との闘いは 3 年目を迎え長期戦となってきている。更に感染の波が繰り返され、対応する看護師は COVID-19 患者への感染対策（個人防護具の着脱順番等）に気の緩みが出てこない様に常に意識を高めているが、COVID-19 患者が不在の期間は通常の患者対応を行っているため、再び感染者が増加し入院患者を受け入れる場合は、COVID-19 患者対応モードにスイッチを再び入れる必要があり、また緊張も高くなる。一方、「患者に対する思い」に関しては、生命の危機にある重傷者は人工呼吸器管理のために鎮静管理を余儀なくされ、家族も不安が大きい中で面会が禁止されている。軽症者はタブレットによる面会が可能だが、重傷者はその操作が困難なため、看護師として患者・家族へどのような介入が求められているのか、また出来る

事は何かを検討することが多く、ジレンマを抱えている。

感染管理看護師（以下、ICN: International Council of Nurses）の役割

　多くの ICN は、看護職ではあるが、看護部門には所属せず、独立した部門で組織横断的に活動しており、院内感染防止に関するサーベイランスや相談・指導・啓発等を実施する Infection Control Team（ICT）を組織している。

　ICN は COVID-19 対応において、専門的な知識や技術を提供することで、患者・職員に発生する感染対策上の問題点を解決し、安心感を与えるという大きな役割を担っている。また、職員に感染者が出た場合、その本人を責めない環境づくりも重要な役割であるため、「感染した」ことより、「感染を広めない」ことの重要さを指導している。医療従事者が COVID-19 対応にうまく適応できるよう、職員が個人防護具着脱・患者対応時の技術に不安がある場合の相談対応、ゾーニング整備・周知、感染対策マニュアルの見直し・改訂、個人防護具の在庫確認や選定・調達、所属施設内での対策会議の開催（企画）、COVID-19 患者が発生した場合の対応等、幅広く感染管理体制整備を行っている。

　当院では、職員本人・家族が COVID-19 検査対象となった場合、対象者の背景・要因などを記載する「報告書」を独自に作成し、感染制御部に提出してもらっている。その報告書をデータ化し、感染経路・リスクについて評価し、所属長へ指導や対応を指示している。職員が感染者に接触した場合は、濃厚接触の定義に沿ってリスク評価し、職場や家庭での基本的な感染対策（適正マスク着用、手指衛生、換気など）を繰り返し説明している。また、所属施設外（医療機関、保健所、高齢者施設など）からの協力要請があった場合も対応している。その中で、COVID-19 対応に追われ、平時の業務が実施できず、時間外勤務や感染拡大させないための高い緊張状態が続いている。更に「一般の医療従事者以上に感染してはならない」といった重圧を感じながら生活を送っているため、心身に不調をきたす ICN も少なくない。

所属長の役割

　医療現場は、オミクロン株の流行により、過去に例を見ない「職員の感染者、濃厚接触者」の増加に直面しており、その対応に追われている。濃厚接触者となった医療従事者は、国の指針に基づいた施設基準に則り検査を行い、陰性であれば職務復帰している。今般、濃厚接触者の待機期間が短縮され、幾分状況は改善したが、それでも保育所や学校での感染者が増えることで、「子供が濃厚接触者になって出勤できない職員」も増えており、多くの病院の各部署でBCP（事業継続計画）に基づいて業務縮小を余儀なくされている状況である。休職した職員は、「迷惑をかけた申し訳なさ」「再び現場に戻る怖さ」「戻りたいけど、戻りたくない、というアンビバレントな思い」「同僚に受け入れてもらえるだろうか、という不安」などを抱えているのではないかと考える。一方で、復職したスタッフを受け入れる側には、「どんな声掛けをして迎えいれたらよいのだろう」「そっとしておくほうが良いのでは」「本当は責めたい気持ちもあるが、その気持ちは抑えこまないと…」という思いがあることが予想される。このような職員に対し、「孤立させない」ために所属長は、所属する部門長へ相談し、メンタルヘルス部門への橋渡し役を務めることも必要である。更に、休職した職員の勤務調整、感染制御部に提出する「報告書」に必要な情報収集、患者環境からCOVID-19が発生した場合は、主治医への報告・患者のフォローなど多岐に渡り対応しなければならない。

心理職に望むこと

　各医療機関でサポート体制は異なると思うが、ストレス対応は、個人の頑張りだけでは難しいため、チームメンバーでの支え合いの他、心理職への協力が求められる。

　医療現場では、職員も心理職による支援の対象者であることが認識されて

いないことや、所属長を通さず、一職員が直接心理職に相談することが困難な場合もあるため、これまでに述べた医療現場の現状を踏まえ、病院執行部（幹部会）へ「COVID-19関連で心理職が出来ること」を説明し、許可を得て職員へのポスティングや職員向けサイトなどを使ってのアピールが必要だと考える。その一方で、自分が所属する医療機関での心理職とのかかわりを好まない職員も存在するため、開業している心理職には、地域の公報やSNSを活用し、COVID-19関連で心身に不調をきたす医療従事者への介入をお願いしたい。

（安藤博子）

2節　精神科病院における感染症と心理臨床

1. はじめに

1）精神科病院と新型コロナウイルス感染症

　2020年1月、新型コロナウイルス感染症が国内で確認されて以降、長期に亘り感染拡大の波が繰り返され、今もなお日常生活に影響を与え続けている。精神科病院においても、新型コロナウイルス感染症の影響は大きく、特に閉鎖的かつドアや鍵なども多いという病院の特殊な構造に加え、感染対策の理解が困難な患者や安静が保てない患者が多いことも重なり、当院もクラスターを体験した。

　当院では、2020年11月19日、重度慢性の患者が数多く療養する精神科一般病棟にて、PCR検査で患者の陽性が判明し、当該病棟の患者および職員を中心に150名程度のPCR検査を実施した。直後に、当該病棟の職員とその他の職員の動線を分離し、外来を閉鎖し、入院の引き受けも中止した。2020年11月20日には、患者1名、職員1名の感染が分かったものの、その後は新たな発熱者は発生しないまま経過し、外来は12月から再開した。しかし、12月4日に新たに発熱患者の陽性が確認されると、次々と感染が発覚し、12月8日にはクラスターと認定された。2021年1月18日に収束となるまでに、職員6名と病棟患者のほぼ半数である患者27名、合わせて33名の感染が確認された。心理職は、12月9日に看護部長から職員のメンタルヘルスケアの依頼を受け、約半年に亘り職員支援を行った。

　本節では、新型コロナウイルス感染症によって精神科病院が受けた影響について、半年間に渡る職員のメンタルヘルスケアを含む心理職の業務の実際

を報告し、心理職からみた課題についてまとめた。さらに、感染症により精神科病院で生じる課題に対し、心理職としてどのような役割が担えるかについて考察を加えた。

2) 当院について

当院の紹介：当院は、福岡市内の市街地にある、1929年に設立された334床の単科の精神科病院である。6病棟（急性期治療病棟、精神科一般病棟2、精神科療養病棟2、認知症治療病棟）あり、精神科療養病棟の1つが開放病棟であるが、その他は閉鎖病棟である。入院患者の65％程度が統合失調症の患者で、長期入院の患者が多く、入院患者の65％程度が65歳以上である。心理職は2名で、診療部心理療法課心理療法室に所属し、外来および病棟での心理カウンセリング、心理検査、病棟およびデイケアでの集団療法を行っている。

感染対策について：国内での新型コロナウイルス感染症の感染拡大を受け、当院においても2020年3月から、新型コロナウイルス感染症対策として、近隣の感染状況に応じ、院内の消毒の頻度、活動や移動の制限、面会や外出、外泊の制限を行うようにし、患者も可能な限り個別で食事をとるようにした。職員も基本的な感染対策に加え、食事は部署別で黙食とし、院内会議もZOOMで行なった。そして、職員のプライベートな行動も制限や自粛を求められた。

2．感染発生の病棟における職員への影響

感染発生の病棟職員は、感染性の強い新型コロナウイルス感染症により自身も感染のリスクを経験しつつ、最前線の医療に従事していた。職員の支援では、災害時における非常に高いストレス下にある職員をどう支えるかという視点で活動を開始した。

1) 感染発生の病棟職員支援の実際

(1) メンタルヘルス体制の構築

　状況が変わり続ける中で、支援方法の設備や事務的な事柄について迅速に病院執行部への報告・連絡・相談するために、LINE を活用した。心理職の面談から職員をフォロー先に繋ぐまでの一連の流れの構築にあたっては、産業領域のストレスチェック制度を参考にした。心理検査の得点を基準に高ストレス者をスクリーニングし、院内外の精神科医の診察あるいは心理面談を案内するという支援の流れを作成し、広く院内に案内した。

(2) 全員面談とその結果

①　3回の面談について

・29 名の職員を対象に、ZOOM による 20 分程度の構造化面接を行った。全員面談は、2回行い、初回面談では、日本赤十字社が作成した COVID-19 対応者のためのストレスチェックリスト [1]、改訂出来事インパクト尺度（The Impact of Event Scale-Revised:IES-R）[2] を実施し、現在の業務によるストレスを評価し、職員の生活状況やセルフケア状況を把握した。

・2回目の面談では、日本版精神健康調査票（The General Health Questionnaire）短縮版（以下、GHQ28）[3] と IES-R を実施し、職員の心身の状態を評価しながら高ストレス者のスクリーニングを行い、フォロー先を検討した。

・高ストレス者であるが精神科医の診察を希望せず、その他のフォローも受けていない場合は、経過把握として心理職による3回目の面談を行った。3回目の面談では、2回目と同様の心理検査を実施し、高ストレス者となった職員には、改めて精神科医の診察を勧めた。診察を希望しない職員には、必要時の診察の申し込み方法や利用可能な相談機関の案内を行い、職員の同意を得て、所属長への報告も行った。また、既に通院先がある職員には、職員の同意を得て、主治医宛てにメンタルヘルス面談報告書を作成し、通院先で

のフォローをお願いした。

・面談は、2020年12月17日に開始し、初回面談に7週間、2回目の面談に5週間を要した。3回目の面談も対象者は8名であったが4週間を要し、全ての面談を終了したのは、2021年5月20日であった。

②　面談の結果について

　初回面談では多くの職員が、外出や他者との交流を控え、社会や人から孤立した状況であった。そして、職員自身が心身の不調や家族など環境的な問題を抱えていても、自分の役割を果たすべく果敢に業務にあたっていた。しかし収束後の面談では、初回面談時の様子をあまり覚えておらず、かつ、初回の心理検査の得点が高いことに驚く職員も多かった。一方で、ストレスが高いことを自覚しても受診を希望する職員はいなかった。GHQ28とIES-Rの2種類の心理検査結果について職員と吟味すると、職員の心身の不調の背景には、職員の個人的な要因による反応と業務による反応があることが推察された。特にIES-Rの得点がクラスター収束後に増加する背景には、この感染症の業務をきっかけに、それまでかろうじて適応していた組織や人間関係に関して心理的葛藤が生じ、それが長期に亘り影響し続けていることがうかがえた。また新型コロナウイルス感染症の後遺症については、職員自身が症状を具体的に表現しにくく、かつ明確な治療法がないため、継続的にフォローできる機関に繋がらなかった。これらのことから、職員は一見気丈に業務を行っているが、自分自身の状態を自覚していない可能性があり、心理検査を活用するなど職員が客観的に自分の状態を把握できるように工夫し、必要なフォロー先に繋げられるよう支援をすることが肝要と言える。

(3) 新型コロナウイルス感染症の後遺症への対応

　新型コロナウイルス感染症罹患後の職員から、程度の差はあるものの同じ症状の訴えがみられることがあり、そのような症状については、後遺症の可

能性も踏まえて面談を行った。呼吸苦や倦怠感、脱毛など、明らかに罹患前と異なる症状もあれば、認知機能のように、本来の能力なのか、罹患した影響なのか区別しにくい症状もあった。特に本来の能力との区別が難しい症状は、罹患後の「違和感」として訴えられることが多かった。そのため「違和感」の訴えについては、その感覚が生活や仕事のどのような場面でどの程度生じているか、同じ状況において罹患前後で違いがあるかについて確認し、「違和感」を具体的な症状として把握できるよう努めた。また、職員が症状によって生活や業務に支障を感じている場合は、日常で取り組み可能なセルフケアについて助言し、本人の同意を得て、所属長に繋ぎ、状態に応じた業務調整も行った。

2) 業務の環境整備の重要性について

　突然新型コロナウイルス感染症の業務を担当することになった職員にとっては、職員自身の感染と同居家族への感染の不安が強かった。この不安に対しては、外部の感染症専門の看護師から個人防護具の着脱手技や感染対策の指導を受けたこと、さらに、組織から住居や物品、検査等の物理的支援が十分に行われたことが不安の軽減に繋がっていた。職員の業務に対する不安を軽減するためには、出来るだけ早期に感染症の専門家から現場に応じた感染対策の指導・助言が行われること、組織から必要な物理的支援が行われることが重要と言える。

3.　病院組織への影響

　感染症の発生時、病院組織全体においては、部署間の連携が必要な際に意見の食い違いが生じ、業務が滞る様子が散見された。その背景に、業務の負担が増したことによる職員の疲労や、お互いの業務の現状が把握されていないことが影響していると考え、組織全体を対象とした支援を計画した。

1）病院組織への支援の実際

　メンタルヘルス体制の構築：各部署の業務の現状や職員のストレス状況を把握するとともに、病院職員の誰もが被災しながら支援していると捉え、各所属長を窓口とし、必要に応じて職員を院内外の精神科医の診察あるいは心理面談に繋ぐメンタルヘルス相談の流れを作成し、院内に配布した。また各所属長の相談には、診療部長の精神科医が対応することとした。

　アンケートの実施：各部署の業務の現状や職員のストレス状況を知ることを目的に実施した。また、アンケートに記入すること自体が、部署の業務や個人のストレスについて内省することに繋がり、職員自身の気づきを促す効果を生むことも期待した。アンケートは、記入式とし、院内でクラスターが発生した後の、①業務上の変化、②日常生活の変化、③新型コロナウイルス感染症に関して知りたい情報やサポートについて、回答を求めた。

　新型コロナウイルス感染症に関する情報等の配布：感染発生病棟の職員支援が終了するまでの期間、月1回程度、新型コロナウイルス感染症に関連した情報や相談機関、セルフケアについてまとめた案内を「便り」として、全部署に配布した。「便り」では、分かりやすい表現を心がけた。アンケート結果や感染発生病棟の職員面談の報告も、全部署で共有した。アンケートの知りたい情報やサポートについては、病院執行部に回答を依頼し、「便り」と共にその回答を全部署に配布した。

2）病院組織への支援で留意すべき点

　部署の現状把握について：アンケートの結果をみると、新型コロナウイルス感染症によって、業務の負担が著しく増している部署があることも判明した。特に事務部は、通常の業務に加え、新型コロナウイルス感染症によって追加された業務全般に関わっており、感染発生病棟のクラスターに伴うPCR検査や頻回の入退院の業務など急激に業務が増していた。栄養課は、

感染発生病棟の業務に合わせ、食事提供時間や提供・処分方法を変えており、勤務体制や調理手順など業務全般を短期間で再調整していた。短期間で著しく業務が増した部署の職員には、心身の不調や疲労の訴えが特に多かった。そのため、感染発生病棟職員だけでなく、病院組織の現状をアセスメントし、ストレスが高い部署や職員を把握し、必要な支援に迅速に繋ぐことも重要である。

　感染対策について：アンケートの回答からは、院内で同じ研修や情報を提供されているにも関わらず、職員間で新型コロナウイルス感染症の理解や感染対策の認識のずれがあることが明確になった。同じ情報を提供しても異なる理解に繋がる可能性があるため、職員間の理解や認識のずれを汲み上げながら修正するという組織の働きかけも欠かせない。

　偏見や差別について：当院がクラスターと認定され、病院名が公表されたことで、病院自体が近隣地域から偏見や差別を受け、様々な部署の職員個人やその家族が、通院先や、家族の学校や職場でも差別や偏見を受けた。病院がクラスターと認定され病院名が公表されることで、病院に関わる全てが穢れているかのような扱いを経験し、感染対策という名目ながら実際は偏見や差別と捉えることが出来る過剰な対応を受けた。同様の偏見や差別が医療機関でも見られたことから、医療を含め広く社会に、感染症や感染対策の認識のずれや過剰な感染対策が偏見や差別に繋がるという理解を持ってもらうことが課題と考える。

4.　通常の心理業務への影響

　新型コロナウイルス感染症の感染拡大当初から、通常の心理業務もこの感染症の影響を受けた。ここでは、病棟業務と外来業務への影響を報告する。

1) 病棟業務への影響

　業務の実際：当院では、心理職は作業療法士とともに、作業療法の一環として、会話グループ、SST、心理教育といった集団療法を行っている。病棟の患者は、精神科病院という機能上、行動の制限も多く、特に長年に渡り病状が安定せず、外出や外泊も思うように出来ず、このまま一生入院になるのではないかという焦りや不安を抱え、長期入院となっている患者も多い。そのような入院生活の中では、食べることや外出が楽しみであり、日々の目標や希望といえる。しかし、新型コロナウイルス感染症の感染対策として、外出や飲食を伴う活動、会話や運動を伴う集団活動を制限することになり、楽しみや目標、希望を失ったと感じる患者や、外出や外泊という社会との関わりが減り将来への焦りや不安を感じる患者もいた。さらにクラスター発生のため3か月程度の休止を挟んで会話を用いた集団活動を再開すると、認知機能やコミュニケーション力の低下がみられた。また、テレビや新聞から入る新型コロナウイルス感染症の情報に不安を抱くという意見も聞かれ、心理職からも折に触れ新型コロナウイルス感染症に関する情報や感染対策を分かりやすく説明するよう心がけた。

　課題：精神科病院の患者の多くは、コミュニケーションや認知機能上の困難を抱え、社会的に孤立しやすいが、新型コロナウイルス感染症が長期化し、感染対策として他者との交流や行動が長期間制限されることで、心身の機能低下や社会的孤立を強めかねない。加えて生活や生きる希望や楽しみ、目標も失い、精神症状の悪化を招く可能性もある。そのため、感染状況をみながらも、本来の能力を維持するための活動や社会参加が可能となるように感染対策の工夫が課題といえた。さらに、情報が限られ、理解力や状態も様々な患者に対し、分かりやすく感染症について説明を行うことも重要と考える。

2）外来業務への影響

　業務の実際：外来では、デイケアの集団活動に加え、心理カウンセリングを中心に業務を行っている。外来が一時閉鎖した時期に加え院内の新型コロナウイルス感染症が収束までの間は心理カウンセリングの休止を希望する患者も多かった。しかし、実際休止すると定期的に話す場がないことで不調が増し、収束後は、これまで以上に定期的に来院する患者も増えた。また、新型コロナウイルス感染症への感染対策によって、他の医療機関で心理カウンセリングを受けられないため当院を受診してきた患者も複数いた。さらに、外来患者の理解力や入手する情報も様々であるため、患者の生活に応じた感染対策や、検査、ワクチンに関する情報について話し合うことも多かった。

　課題：外来患者は、生活状況や精神症状、知的能力も様々であり、患者の能力や生活状況に応じた感染症や感染対策の説明が必要となる。このため、心理職も感染症の知識を得ておくだけでなく、感染対策について分かりやすくかつ柔軟に説明できることが求められた。さらに患者は、感染対策によって他者との関わりが減り、相談する場や人もなく孤立しやすい状況といえ、その状況に加えて医療機関の支援も途絶えることは患者の症状の悪化を招く可能性もあるといえた。これらのことから、外来患者に対しては、患者の能力や生活に応じた感染症に関する説明し、患者の生活に応じた柔軟な感染対策を検討することが課題である。さらに、感染流行下であっても医療が途切れないような感染対策の工夫も重要と言えよう。

5. 考察：課題と心理職の役割

　当院での体験をもとに、今後の対応も視野に入れつつ、精神科病院における新興感染症の課題と、心理職としての役割について考察を加える。

1) 精神科病院における課題

　感染症によって精神科病院に生じる課題は、主に、業務における課題、職員支援における課題、感染対策における課題と、3つが考えられる。

　業務における課題：精神科病院で新興感染症が発生すると、職員は専門外の不慣れな業務に突然従事することになり、自身や職員の家族に感染させる不安や恐怖が業務上の問題となりやすい。さらに精神科病院の特異な構造や感染制御が困難な患者に応じた適切な感染対策が行えず、感染を拡大させてしまう危険もある。そのため、感染する不安や恐怖を軽減するために、職員の不安に応じ、組織から十分な物理的支援が行われること、感染症専門医の派遣など現場に応じた感染対策の助言・指導を導入することが業務上優先される課題となる。今後は、専門を超えて助言・指導を受けられる医療機関の連携システムの構築とその積極的な活用も重要であろう。

　職員支援における課題：新興感染症の業務に関わる職員は、非常に高いストレス状態の中においても前向きに業務を続けていた。一方で、自分自身の心身の状態を客観的に捉えられず、心身の不調に気づかないまま業務を行っていた。また不調があったとしても自ら受診や相談を求めることがなく、そのまま燃え尽きるリスクの可能性もあった。そのため、職員の健康を維持を目的に、職員自身が客観的に自分の調子や状態を把握できるように支援し、ストレスが高い職員を適切な支援に繋げることが必要である。また、感染症は、表面的に収束した後も、組織や人間関係の脆弱な面で密かに影響し続け、職員間の心理的葛藤や組織内の溝を深め、職員や組織に長期に及ぶ継続的なストレスを与える場合もある。そのため、短期間の一時的な職員支援だけではなく、長期的な支援も課題である。さらに、感染発生病棟以外にも、高ストレスとなっている部署や職員もいる可能性があり、各部署の現状をアセスメントし、必要な支援を導入していくことも課題である。ただ、長期支援は業務上の負担となる場合もあり、導入の難しさもある。当院は5月で職員支

援を終了したが、11月に実施したストレスチェックが収束後の全職員に対するセルフチェックの機会として役立った。ストレスチェックのような定期的に系統的で全職員を対象としたセルフチェックの機会を活用し、長期支援を行うのもひとつの方法と考える。

偏見や差別における課題：クラスターとなり病院名が公表されることで、感染症に関わっている病院組織とその職員、さらにその家族が地域や社会から偏見や差別を経験したが、病院組織内においても、感染症に直接関わる職員に対する偏見と差別がみられた。当院の場合は、病院執行部から『院内で感染を広げないために感染発生病棟と動線を分断すること』が強調されたことで、感染発生病棟職員との動線だけでなく、職員自体を避けることが感染対策と認識した職員もおり、過剰に感染発生病棟職員を避ける行動が見られた。これは、組織の『感染を広げない』という目的は共通認識されたが、その具体的な方法に関して職員間に認識のずれが生じたといえる。このような、同じ目的であっても同職場で認識がずれる原因として、発せられる情報やメッセージに関して、送り手である執行部と受け手である職員の互いの考えや行動を確認するというコミュニケーションが不足していると考えられた。武藤は風評被害の防止やハイリスクとされる場での感染対策には、「対策によって影響を受けるさまざまな立場の人々と対話し、互いの考えを分かち合い、一致するゴールを見つけて、共に働く[4]」というリスクコミュニケーションが重要であり、リスクコミュニケーションの失敗が風評被害に繋がると述べている。このことからも、感染対策に関わる誰もが率直に意見を言え、認識を確認し合い、お互いの現状に応じた出来る行動を模索することが可能となれば、職員間の認識のずれを修正する機会も増え、ひいては院内偏見や差別を減らすことにも繋がると考える。今後新興感染症が再び生じた場合も、未知の部分が多い疾患であるため、職員間の認識のずれが生じる可能性がある。今後は率直に意見を交換できる場や雰囲気を確保し、お互いの現状を理解し、共通認識のもと可能な行動を模索していくコミュニケーションのプロセスを

踏むことが、感染症対策には肝要であるだろう。このようなお互いの立場を
尊重した感染対策が行われれば、自ずと認識のずれによる偏見や差別も減少
出来ると考える。

2）心理職の役割

　今後新たに発生しかねない新興感染症に対し、心理職が担える役割として、
個人および組織の状態や関係性をアセスメントし、その見解を個人や組織に
フィードバックしながら、個人と組織を繋ぐ取り組みが考えられる。さらに、
職員が自覚していない心身の状態の把握や漠然とした後遺症の症状の把握な
ど、目に見えず曖昧で把握しにくい症状を、心理検査や面談からアセスメン
トし、適切な支援先に繋ぐという役割も可能であろう。これらの役割は、今
のお互いの現状を知り、コミュニケーションを取りながら、今できることを
繋げてゆく工夫によって果たすことが出来るだろう。この工夫は、定まった
方法がなく難しい作業だが、新興感染症のような未知のものと向き合い、そ
の中で人が生きるために必要な力になるともいえる。今後、新興感染症が発
生した際に、このような生きるための力を心理職が活かし、繋げる役割が担
えるようにするために、心理職も日頃から感染症に関する知識を身につけ、
柔軟に今できることを工夫するという姿勢を持ち続けたいと考える。

6．おわりに

　マスク生活になり、外の空気や香りに触れることが減ったと時折感じる。
外でマスクをとって木々や花の香を感じると季節の感覚が蘇り、季節を楽し
む実感も蘇るような気がする。長期的な影響を受け、今後も新興感染症が起
きかねない中で、隔離や制限だけで生活するには生きることが難しくなるよ
うに感じる。また、現実のままならない不安や辛さを和らげ、時には希望や
夢を与えてくれる文化的な活動や芸術、スポーツに関する活動が不要不急と

して触れる機会が減っていることも生きにくさを増しているようにも感じる。このような世の中だからこそ、様々な活動や人と共存できるような生きる工夫をし、負の生きる実感だけではなく、心地よい、希望につながる実感を得られるよう人や活動と共存する方法も引き続き考えていきたい。

（渡邉真奈美）

引用文献

1）日本赤十字社（2020）. COVID-19 対応者のためのストレスチェックリスト. pdf https://www.jrc.or.jp/saigai/news/pdf/ 添付資料 2（2022 年 3 月 31 日取得）

2）飛鳥井望（2001）. 付録③ IES-R（改訂出来事インパクト尺度）　厚生労働省　精神・神経疾患研究委託費外傷ストレス関連障害の病態と治療ガイドラインに関する研究班　主任研究者　金吉晴（編）　心的トラウマの理解とケア　じほう　pp. 239-240.

3）中川泰彬・大坊郁夫（2013）. 日本版 GHQ 精神健康調査票手引き　日本文化科学社

4）武藤香織（2020）. COVID-19 と倫理的法的社会的課題（ELSI）: 偏見と差別とリスクコミュニケーションを中心に　日本内科学会雑誌, 109, 2334-2338.

3節　コロナ禍における高齢者医療：感染管理と ケアの両立を目指した心理支援

1. はじめに

　新型コロナウィルス感染症は、高齢者にも大小さまざまな爪痕を残した。その筆頭として挙げられるのが多くの高齢者の命が脅かされたことである。厚労省によれば、新型コロナウィルス感染症による年代別の致死率は、40代では0.1％であったのに対して、80代では14.2％と実に100倍以上に上る[1]。命に勝る大切なものはないという反論の余地のない理由から、高齢者はソーシャル・ディスタンスを保つことや外出自粛を強く求められ、様々な社会参加の機会を失った。そうして長期間、自粛を守った結果、フレイルの進行や体調悪化、精神的ストレスの増大による抑うつが課題となった[2]。

　コロナ禍におけるこれらの行動様式や環境変化は、認知症などの精神疾患がある高齢者とその家族の爪痕をさらに深くえぐった。彼らは、自ら感染予防対策をとることが困難と見なされて、医療・介護サービスを拒否されやすく、認知症や身体合併症が管理困難となり、それに伴ってせん妄やBPSDを発症し、家族介護者の負担が増えるという悪循環に陥った[3]。日本認知症学会のコロナ禍における医療・介護の実態調査でも、認知症患者の受診控え・利用控え、介護サービス・インフォーマルサービスが縮小・中止され、認知機能障害や行動心理症状（以下、BPSD）が悪化したことが報告されている[4]。

　このように、コロナ禍以降、高齢者の命を守るための感染対策と二項対立となりがちなケアをどう提供するのか、あらゆる医療・介護現場で問われてきた。ここでは、筆者の勤務する高齢者医療を専門とする急性期病院におい

て、高齢者——特に認知症と共に生きる高齢者——への心理支援の取り組み
を、試行錯誤も含めて紹介したい。

2. 多職種チームの一員として院内全体およびコロナ専門病床への心理支援

1) コロナ感染症流行直後の多職種チームとしての取り組み

　筆者ら精神科心理士は、コロナ禍以前から精神科リエゾン／認知症ケアチ
ーム（以下、チーム）の一員として、身体科からの介入依頼に応じてせん妄
やBPSD、抑うつ等の精神症状の見立てと薬物・非薬物療法の提案を担って
きた。2020年春、未曾有の感染症流行を眼前にして、チームの認知症看護
認定看護師（以下、DCN）や精神科医師らとともに院内全体に向けてすべき
ことを話し合った。当時、個人防護具が圧倒的に不足しており、コロナ陽性
患者（以下、陽性患者）の直接治療・ケアを担当するスタッフや院内全体の感
染管理を使命とするスタッフへの後方支援が喫緊の課題であった。日々刻々
と変わりゆく状況下で、その時々に必要と考えられる情報を院内に向けて、
手探りで発信することにした。

　通常、入院直後は患者の不安が強く、最も配慮を要する時期であるが、コ
ロナ禍ではその一番大切なタイミングで陰性確認ができるまで個室隔離とな
り、ケアと感染管理を両立させることは容易ではなかった[5]。これらの不安
を緩和し、患者から治療協力を得るための基本的かつ普遍的な手段として
「コロナ禍の入院環境における患者とのコミュニケーションのあり方」を情
報発信の最初のテーマに選んだ。というのも、高齢患者の場合、視聴覚機能
の低下を伴う場合も多く、マスクとゴーグル着用といった防護具越しでは表
情も口の動きも見えなくなり、それがない場合と比べて意思の疎通が格段に
難しくなるからである。さらに患者に認知症やせん妄、血管性障害等がある
場合、言語理解力や状況理解力が低下しやすいことから、このテーマは当時

の最重要課題であった。

　ここで発信した情報の一部を紹介したい。防護具越しに話しかける場合、スタッフは声が大きくなりがちで、患者は怒鳴られたと誤解しやすい。したがって、平時以上に意識して、ジェスチャーを交えて穏やかにゆっくり話す必要性を説いた。さらに患者が高度難聴である場合は、飛沫の飛散に留意して、スタッフは本人の真横から消毒可能なプラスチックの筒越しに要件を伝えるといった工夫を分かりやすいイラストを添えて説明した。併せて、せん妄や生活リズム障害を予防するために見当識を補う工夫も掲載し、院内全体に周知した。これらの工夫の一部は当センターのホームページ「認知症患者における新型コロナウイルス感染対策とケアマニュアル」にて一般公開されている[6]。

2）チームと主科の連携による陽性患者のせん妄予防の取り組み

　またチームは、感染症流行後も通常通り定期ラウンドと当該病棟への随時の個別相談に応じていた。しかし、介入依頼があった時点で、陽性患者が既にせん妄を発症して、点滴等の医療や感染対策に協力を得られず、不穏時薬も服用できずに拘束となり、その影響で基本的日常生活動作が低下して、自宅退院も困難となるという悔まれる事例も経験した[5]。スタッフは防護具の適切な着脱のため時間と注意を要し、またその人員も限られ、陽性患者が在室指示に従えない、あるいは必要な点滴を自己抜去するなど身体拘束の三原則（「切迫性」、「非代替性」、「一時性」）を満たす場合は、一時的に行動制限をすることもやむを得ない。しかし行動制限は、せん妄のリスク因子でもあり、増悪因子でもあるため、予防段階からの介入が重要と考え、下記の方法を試すことになった。

　コロナ禍以前から、筆者ら精神科心理士は平日のルーティンとして、全入院患者について認知症ケア加算対象者のスクリーニングをしていたため、陽性者の入院を早く把握することが可能であった。そこで筆者らは、陽性患者

3節 コロナ禍における高齢者医療：感染管理とケアの両立を目指した心理支援 149

の入院を速やかにチームの精神科医師に報告し、報告を受けたチーム医師は、既往や副作用、せん妄リスクを勘案した不穏時・不眠時薬を電子カルテ掲示板に提案し、主治医・主科スタッフがすぐに確認できる体制を構築した。併せて、陽性患者のうち、認知症やせん妄ハイリスクの患者については、DCN と心理士が電子カルテや病棟から得た情報（生活史や認知症の経過）でアセスメントを行い、個別にせん妄予防や安心につながる非薬物的対応を病棟スタッフと話し合った。この非薬物的対応の一例として、入院中の在室指示を分かりやすく伝えるポスターや、個室外に足を踏み出す前に患者の注意を惹くためにドアの胸の高さの位置にガーランドを吊るす工夫があり 5)、上述の「ケアマニュアル」6) でも紹介している。これらの介入により、患者への過剰な薬剤投与・身体拘束が減り、患者は大きな混乱もなく経過するようになった。病棟スタッフや主治医からも早い段階でチームに相談が入るようになり、予防段階からの連携によって感染リスクが減り、スタッフも安心してケアや治療に従事できるようになった。

　第六波の最中である現在、コロナ専門病床でガーランドがかかっている個室は複数あり、認知症の陽性患者の多さを物語る。これらの工夫をしても、在室指示を忘れてドアを開けようとする患者もおり、病棟スタッフが真摯に説明を繰り返している。併せて入院環境下であっても、患者が少しでも本人らしく過ごせるようにと、入院前の生活で大切にしてきたことを電子カルテ掲示板で情報共有し、尊重するよう努めたり、時に家族からの携帯電話への着信に気づいたスタッフが、家族と話せるように折り返すサポートをしたりすることもある。連携を通して垣間見える主科スタッフの細やかな対応の積み重ねが、患者との信頼関係につながっており、頭が下がる思いである。

3. コロナ禍の精神科病棟における認知症入院患者への心理支援

1) 精神科病棟における感染管理の困難さとケアの工夫

　さて、ここまで触れてきた心理支援は、陽性患者のBPSDやせん妄をいかに予防するかといった内容が中心であり、ケアについて十分に触れてこなかった。筆者ら精神科心理士のもうひとつの代表的な業務として、精神科病棟でのケアも挙げられる。当センター精神科に入院するのは、認知症やせん妄、器質性精神障害、老年期うつ病、妄想性障害で、活発な精神症状を呈する患者である。患者の多くは感染予防への理解に乏しく、本来の生活の場から切り離された「非日常」の入院環境では、感染対策どころではない[7]。スタッフの懸命の説明で、やっと患者がマスクを着用したとしても、そのマスクは程なくして行方知れずになっていることのほうが多い。よって精神科病棟では感染対策として、椅子の間隔を開けるという緩やかな行動制限をせざるを得ず、以前は自然に生じていた患者同士の情緒的交流も、ほとんど見られなくなった。筆者ら心理士が中心となって実施する週2回の集団精神療法でも、以前のように膝を突き合わせたり、道具を用いたりすることもできなくなった。机をロの字型に配置することで、せめて大きな輪を囲んだような雰囲気を作るなどささやかな工夫を重ねてきた（離れた座席も用意し、症状や好みに対応している）。

2) 退院支援において切れ目ないケアを提供するための心理支援

　併せて、コロナ禍は退院支援にも大きな打撃を与えた。コロナ禍か否かにかかわらず、精神科での入院治療は、患者のそれまでの生活継続を脅かす岐路となりうる。筆者らは、自宅退院が選択肢として残るように、数年前から科内の多職種で認知症患者の効果的なケアの方法を案出し、『ケアの提案書』として家族・次の支援者につなぐ心理支援を行ってきた[8]。しかし冒頭

でも述べたように、様々なサービス中止により、入院した時点で家族の多く
は既に介護に疲弊しきっており、さらに不運なことに、治療が奏功して患者
の精神症状が改善しても、面会制限のため家族には改善した状態が実感しづ
らく、以前であれば自宅に退院できたであろう患者が、転院や施設入所とな
るケースも増えたのである。退院先が望まぬ場所に決定し、患者と共に肩を
落とすこともあるが、彼らの個別性を重視したケアを次の生活拠点に伝える
『ケアの提案書』が、先の生活を照らす一助となるようこれからもこの試み
を継続していく予定である。

4.　おわりに

　紙幅の都合上本稿で紹介しきれなかったが、心理検査やアウトリーチ、院
内スタッフのメンタルヘルスサポートといった他の様々な心理支援も、コロ
ナ禍で大きく翻弄され、試行錯誤を続けてきた課題であった。患者や他職種
との関わりの中で感じてきた一つひとつのジレンマや困難は、感染流行とい
う壮大なテーマを前にしてあまりにも小さく、医療・介護の多くの現場で最
初に優先されるのは命を守るための感染管理であって、ケアは二の次となり
がちである。

　それでも、最も基本的なケアは支持的対応であり、ここで述べてきたよう
に、管理的対応になりがちな感染予防との間でどう折り合いをつけるのかは、
今全ての現場で問われている課題である。感染リスクを理由に患者同士やス
タッフとの交流は、総じて減っており、1回1回の声かけの重要度はコロナ
禍以前よりも相対的に強まり、本人の元々の人となりや生活史を含む深い理
解に基づいた関わりがいっそう重要性を増していると実感している[5]。誰も
経験したことのないコロナ禍という困難な状況下にあって、私たちは多職種
の知恵と工夫を持ち寄り、それまで患者の生活に彩りを与えてきた様々な交
流や活動を、個々の現場に応じた実現可能な方法でどう続けるのか、妥協す

ることなく模索していくことが重要と考える。

（扇澤史子）

引用文献

1）厚生労働省（2022）. 国内の発生状況など. https://www.mhlw.go.jp/stf/covid-19/kokunainohasseijoukyou.html

2）杉山美香（2021）. 新型コロナウイルス流行下において認知症支援のための地域拠点が行った困難事例への支援―高島平ココからステーションの取組み―. 老年精神医学雑誌, 32（9）, 953-959.

3）Brown EE, Kumar S, Rajji TK, Pollock BG, Mulsant BH.（2020）. Anticipating and Mitigating the Impact of the COVID-19 Pandemic on Alzheimer's Disease and Related Dementias. *Am J Geriatr Psychiatry.* 28（7）, 712-721.

4）日本認知症学会社会対応委員会 COVID-19 対応ワーキングチーム（2021）. 日本認知症学会専門医を対象にした新型コロナウイルス感染症流行下における認知症の診療等への影響に関するアンケート調査結果報告. 日本認知症学会誌, 35（1）, 73-85.

5）扇澤史子（2021）. 新型コロナウイルス感染症流行下における認知症高齢患者への支援と支援者支援. 老年精神医学雑誌, 32（9）, 924-930.

6）東京都健康長寿医療センター ICT（2021）.「認知症患者における新型コロナウイルス感染対策とケアマニュアル」https://www.tmghig.jp/hospital/info/archives/013656/

7）有安直貴（2021）.「精神科ならでは」の感染対策を考えよう. 精神科看護, 48（4）, 17-21.

8）扇澤史子（2020）. 属人的で断片的な情報をどうつなぐか？―チーム医療における情報共有―. 臨床心理学. 21（1）, 37-43.

4章　新型コロナウイルス感染症2　教育・コミュニティ

　深刻な感染症との接点がほとんど無い教育分野において、新型コロナウイルス感染症が拡大したときにどのような問題が生じただろうか。児童・生徒や学生の課題について、スクールカウンセラーや大学教員がその実態を分析する。

　コミュニティ支援の一環である電話相談の取り組みも紹介する。人々が匿名で気軽にアクセスできるツールだからこそ見えてくる感染者・家族等の苦悩や関係者の課題を取り上げ、感染症への心理支援のあり方について検討を深める。

【キーワード】　子どもと感染症，チーム学校，児童生徒・保護者・教職員への心理支援，社会的自立とキャリア，電話相談における支援の特徴

1節　感染症と学校臨床

1. 新型コロナウイルス感染症対策の中でのスクールカウンセラーの役割

1）はじめに

　新型コロナウイルス感染症の報告は、2019年12月の中国武漢が最初であった。その後は、瞬く間に世界中に感染の猛威を振るっていった。日本の学校では、2020年3月初旬から感染の対策として一斉に学校休業が発令された。初めは小学校、中学校、高校、特別支援学校等が対象となり、次に短大や専門学校、大学が順次休校となった。文部科学省[1]の調査では、2020年4月の時点で94%の学校が臨時休業の決定をしていた。子どもから大学生までが自宅待機となり、児童生徒・保護者・教員等学校に所属する構成員は、このような状態に強い危機感を持った。緊急事態宣言と蔓延防止等重点措置は、2020年4月から2022年3月までに緊急事態宣言4回、蔓延防止等重点措置2回と計6回発令されたが、全国一斉休校は第1波だけで、その後の休校措置はそれぞれの地域の実情によって対応を委ねられていった。

　主にスクールカウンセラーはいじめや不登校の児童生徒への学校適応を目的として設置されたが、今回のような社会的機能を大規模に阻害し、個人の活動の多大な影響を与える状況に何らかの対応を行うことは想定していなかった。しかし、スクールカウンセラーは、子ども達が奪われた日常のなかで感染症への不安を募らせていること、そして突然の非日常の日々に対して抱く様々な思いを受けとめる場所が必要であることは容易に想像でき、そのような対応の重要性を痛感していた。そして、その対応に各学校のスクールカ

ウンセラーは動き出している。

2) 一斉休校の中でスクールカウンセラーができること

2015年文部科学省中央教育審議会の答申から「チーム学校」が生まれ、スクールカウンセラーの職務は、これまでの学校の「外」から関与するのではなく、「内」で活動することに位置づけられた。そして、スクールカウンセラーは学校の中で校長の指示のもとにこころのケアに取り組むことになった。

ここでは、この「チーム学校」として、感染症対策に当たったスクールカウンセラーの活動を述べる。

石隈・家近は、「コロナ禍において三段階の心理教育的援助サービスモデルが有用である[2]」と示している。一次的援助サービスとして、学校環境衛生設備の点検、家庭と学校での健康観察と保健教育を挙げている。二次的援助サービスは、健康・生活アンケート、オンラインによるフリートークスペースの提供であり、三次的援助サービスには個別の健康相談、電話・メールでの相談が含まれる。この考えを基に大矢[3]は、学校を休校する際にいち早く、一次援助サービスとして「相談室便り」を挙げた。スクールカウンセラーは在校生に、「相談室便り」を休講中に児童生徒・保護者に向けて発信し続けている。その内容は新型コロナ禍の児童生徒に対して安全安心を高めるような内容であった。この「相談室便り」は他の小・中・高校のスクールカウンセラーも学校休校期間に多く発信している。中には「体と心のメンテナンス[4]」動画を作成して小学生にも理解出来るようにしている。次に二次的援助サービスとしては、メールによる相談受付と電話による相談がある。特に援助が必要な児童生徒にはこちらから連絡をする三次的援助サービスを展開している。

第1波時の一斉休校は、児童生徒の日常を奪う結果になってしまった。「学校」には朝の会から始まる時間割があり、授業、給食、昼休み、放課後、

部活というスケジュールで動いていく。その決まっている予測可能な環境の
なかで、児童生徒は仲間に囲まれた生活を営みながら成長していく。しかし、
突然の休校でその生活を遮断された児童生徒は、「学校に行くことができな
い」というかつて経験したことがない状況に追い込まれてしまった。その事
態に対する援助の在り方を、スクールカウンセラーも含めて「チーム学校」
としての学校の構成員が模索する活動が始まった。

3)　一斉休校後の子どもに対するストレスマネージメント

　2020 年 3 月末からの緊急事態宣言の第 1 波から社会生活は密を避けて、
消毒の徹底、マスク着用など感染拡大に伴う行動制限は、当然全ての学校に
大きく影響を与えていた。集団活動に制限があるために、全校集会はオンラ
イン放送に代わる等、様々なところで児童生徒は従来の生活とは異なる生活
様式を強いられていった。

　宮井は、学校再開後の頭痛・吐き気等の体調不調を訴える保健室の来訪者
の増加と共に、相談室への相談件数の増加を指摘し、その中には「自傷行為
の訴えも含まれることや、元々の対人関係の脆弱さが休校中に更に苦手感を
増幅しているケースもある [5]」と報告している。加藤 [6] は、休校中の児童
や保護者とのやり取りの中では「病気そのものへの不安」や「わからなさ
（未知）への不安や恐怖」の訴えを数多く聞いている。そのため学校側は、
一斉休校後の登校再開からメンタルヘルスへのアプローチを開始し、ストレ
スチェックを用いながらイライラや甘え、集中力の低下がみられる子どもに
個別面接を開始している。

　国立成育医療センターによる新型コロナウイルス感染拡大下の児童生徒の
ストレスに関する調査 [7] では、コロナ下の子どものストレス反応（2020 年
6-7 月時点）は全体の 72％に何らかのストレス反応・症状がみられたことを
示している。多くのスクールカウンセラーは学校の登校再開後は学校でスト
レスチェックを基にしたストレスマネージメント教育を行っているのである。

2. コロナ禍における児童生徒への影響を考える

　新型コロナウイルス感染症による全校一斉休校から児童生徒の学校生活が著しく変化している。その一つに自宅で過ごす時間が圧倒的に増加していることがあげられる。児童生徒の生活様式の大きな変化は、第1波の緊急事態宣言からすでに2年を越えている。感染予防のために、児童生徒の陽性患者が出たクラスは3日間の学級閉鎖となり、児童生徒は自宅待機となる。結果的に子どもたちの生活リズムは、不安定さが加速しやすい。学業もさることながら、食生活のリズムが崩れ、栄養のバランスの問題も出ている。全国の幼稚園、小・中・高校の児童生徒の約69万人を対象とした文部科学省の調査[7]では、新型コロナ発生以降に肥満度を20%以上となる「肥満傾向児」の割合が、高校1年を除いたすべての学年に前年度と比べ増加したことが明らかになっている。その上、裸眼視力が1.0未満の児童が増加していることや小・中学生の体力合計点が2019年と比べて低下している[8]。この原因の一つには、家庭内の生活が中心となったことが影響を与えているのではないかと推察している。特に肥満の問題は、子ども本人にとって周囲からの体型のからかいの対象になりやすく、運動の苦手さから自己肯定感が低い[9]ことも判明している。からかいが続けばいじめにも繋がり、ひいては不登校の問題も発生するリスクもある。このコロナ禍で、小児肥満の問題は心身どちらにも影響を与えていると考える。

　スクールカウンセラーの業務は、生徒・保護者・教員のカウンセリングであり、児童生徒のいじめ・不登校や問題行動へのコンサルテーション、カンファレンス、研修や講和の実施である。それに加え、今回のような危機的状況の影響の中では、予防的な観点をもって保健室の養護教諭と連携し、小児肥満や視力低下の影響からの不登校やいじめ対策に対して予防的な対策を取る必要性があると考えている。

3.　まとめ

　新型コロナウイルス感染症の拡大を受けて、スクールカウンセラーの仕事は従来のいじめ・不登校の中心の個人面接からさらに視点を広げて対応することが求められた。新型コロナウイルス感染症の爆発的流行は、学校にとっては児童生徒への本来の学校の姿を提供できなくなるという危機的状況である。その中でスクールカウンセラーは、児童生徒全体を対象にした一次援助サービスからストレスマネージメント中心の二次援助サービスに移り、三次援助サービスで個別面接を進めることでこころのケアを充実させることとなるだろう。しかし同時に、児童生徒が受けている身体の健康上の問題にも目を向けて予防的な対応策を図ることも、今後の大きな課題であると考える。

（向笠章子）

引用文献

1）文部科学省（2020）. 新型コロナウイルス感染症に対応した小学校, 中学校, 高校, 及び特別支援学校等における教育活動の再開後の児童生徒に対する生徒指導上の留意事項について（通知）Retrieved from https://www.met.go.jp/content/20200609-mxt_syoto01-00000778_7.pdf（2020 年 9 月 18 日取得）

2）石隈利紀・家近早苗（2020）. コロナ禍での心理教育的援助サービスから学ぶこと―学校教育の未来へ―　学校心理学研究, 20, 81-84.

3）大矢正則（2020）. 管理職としての新型コロナウイルス対策に関する教育実践――斉休校から学校再開までの経過―　学校心理学研究, 20, 35-40.

4）宝上真弓・水野治久（2020）. 新型コロナウイルスによる休校期間および学校再開におけるスクールカウンセラーの実践―小学校を対象とした取り組み―　学校心理学研究, 20, 13-19.

5）宮井真由（2021）. 新型コロナウイルス感染症対策下の学校と子ども―スクールカウンセラーから見えるもの―　教育学の研究と実践, 16, 53-57.

6）加藤陽子（2020）. 新型コロナウイルス感染症拡大に伴う児童生徒の心理的支援　日本健康相談活動学会誌, 15, 134-138.

7）令和 2 年度文部科学省学校保健統計調査　https://www.mext.go.jp/content/

20210728-mxt_chousa01-000013187_1.pdf（2022 年 3 月 15 日取得）

8）令和 2 年度スポーツ庁全国体力・運動能力調査 https://www.mext.go.jp/sports/content/20210422-spt_kensport01-000014364_1.pdf（2022 年 3 月 15 日取得）

9）伊藤萌恵（2019）. 小児肥満児の QOL と親の養育態度　久留米大学大学院心理学研究科修士論文

2節　スクールカウンセラーからみた
新型コロナウイルス感染症と学校

1. はじめに

　新型コロナウィルス感染症の発生から2年、学校現場は大きな影響を受け、これまでの学校のあり方から「新しい学校の生活様式 1)」へと変化を余儀なくされた。

　本節では、筆者がスクールカウンセラー（以下、SC）として勤務したA中学校、B小学校で経験したことを記述し、児童生徒、保護者、教職員への心理支援を通して見えてきたものについて考察する。小中学校臨時休業に続き、第2波から第6波を経て、当該校は多くの課題に直面した。学校を構成するメンバー（児童生徒、教職員、保護者を指す）も心理的社会的ストレスに晒され、慢性的な疲労を抱えている。今後は、それらに対する長期的な心理支援が求められているが、その際にSCが意識しておきたいことについても触れてみたい。

2. 新型コロナウイルス感染症の影響下の学校と心理支援の実際

　国公私立小中学校が臨時休業となった期間を含む2020年3月〜2022年3月までを4つの時期に分け、当該校スクールカウンセラーの視点から報告する。なお、各時期の当該校の状況と心理支援の形態を表1に示した。

1）I期　2020年3月-5月　小中学校臨時休業期

　緊急事態宣言に伴い、当該小中学校は約2ヶ月半の休業となった。

表 I

	期間	当該校の状況	心理支援
I	2020.3-2020.5	小中学校臨時休業期 （緊急事態宣言下）	電話相談 お便りなどの広報
II	2020.6-2021.3	小中学校再開・「新しい生活様式」への適応の時期 （感染拡大第2波・第3波）	電話相談 個別および緊急的支援
III	2021.4-2021.12	学校生活の維持と模索の時期 （感染拡大第4波・第5波）	電話・オンライン相談 個別および緊急的支援
IV	2022.1-2022.3	新たな課題への対応 （感染拡大第6波）	電話・オンライン相談 個別支援

　パンデミックは、学校コミュニティの「構成員の多くを巻き込む突発的で衝撃的な出来事 2)」に相当する。そこで、学校コミュニティと構成員に及ぼす影響を踏まえ、心理支援を行う必要があった。まずは、感染症についての知識や予防対策、起こりうる心理的ストレスや対処法などを記載した「お便り」を作成し学校のHPに掲載した。

　気になる児童生徒については、保護者への電話を通して状況把握を行い、家での過ごし方や学習の困りごとをはじめ、感染症についての心配や不安を聴き取った。また、教職員からは児童生徒について話を聞くことができ、学校再開後は、速やかに関係を取ることができた。

　心理支援を必要とする児童生徒、保護者とつながることが早急の課題であったが、個別カウンセリングまで結びつく状況ではなく、お便りや電話による状況把握が中心となった。

　B小学校が休校となる中、留守家庭子供会は感染対策を取りながら開室していた。ここを利用する新1年生の保護者より、コロナ禍の中で始まる学校生活に子どもが適応できるかとの不安が寄せられた。そこで、留守家庭の先生にお願いし、教職員、児童とともに感染対策を含めた学校生活シミュレーションを行った。靴箱や教室の場所の確認、トイレの使い方、給食、授業な

ど学校の 1 日の流れに沿って、児童が不安を感じやすいところを重点的に確認していった。

　2020 年度に卒業や入学を迎えた児童生徒にとっては、大切な節目が短縮・延期となり、時間的な空白やつながりの喪失を感じたことだろう。

2）Ⅱ期　2020 年 6 月-2021 年 3 月　小中学校再開・「新しい生活様式」への適応の時期

（1）　学校再開と子どもたち

　2020 年 5 月中旬に緊急事態宣言が解除され、当該小中学校では、感染対策を講じた分散登校・短縮授業がスタートした。

　子どもたちの間からは「やっと」という言葉がよく聞かれた。「やっと学校が始まって嬉しい」という声がある一方で、「学校にくるのもやっと」という声もあった。生活リズムが崩れたままの児童生徒も少なくなかった。新小中 1 年生については、新しい環境への適応の様子を見守った。教職員からは、クラス全体が落ち着かず、授業が進まないこともあり、SC による行動・情緒の見守りを強化してほしいという要望もあった。

　再開に伴い、教育委員会作成の「こころと体の健康アンケート」＊が実施された。B 小学校では、小学 2 年生から小学 6 年生、約 400 名のうち、60%の児童が、「ウィルスがこわい」「ウィルスのことが気になって仕方がない」、35% の児童が、「夜はあまり眠れない」「最近忘れっぽくなった」、25% の児童が、「元気になれるか心配だ」と回答していた。早速、教職員と保護者に向け、緊急事態下で起こる心身のストレス反応は人として自然な反応であり、日常生活の中で少しずつ安定、回復することを伝えた。普段と違う様子が見られる場合には、個別の心理相談につなげてもらえるようお願いした。

＊教育委員会作成「こころと体の健康アンケート」は、コロナ禍の子どもの気持ちや様子を把握するために実施された。（小学 2 年―低学年用質問 12 項目と自由記述、高学年―中学生用質問 18 項目と自由記述）小学 1 年については保護者アンケートとして実施した。

(2) 新型コロナウイルス感染症が及ぼした家族の危機とそれに対する包括的支援――事例を通して考える――

　ここで、新型コロナウイルス感染症への不安と恐怖から、母親が不安定になり、当該小中学校に在籍するきょうだい、父親がその影響を受け、家族が危機に陥った事例をあげる。SC は、教職員、スクールソーシャルワーカー（以下、SSW）、地域、行政など、多種専門職や組織と連携し、家族への包括的な支援をおこなった。事例に関しては、個人が特定されないよう改変している。

　① 事例の経緯：きょうだいの母親からの相談が入る。新型コロナウィルス感染症で有名人が亡くなるという報道より「自分も死んでしまうのではないか」という恐怖につきまとわれている。精神科クリニックを受診、治療が開始されたが状態は安定せず、夜間にパニックを起こし救急搬送された。母親は、育児や家事がままならず、一日中伏せっていること、パニックになると子どもたちに手をあげることがあった。また、きょうだいともに、腹痛や登校渋りがあると報告された。

　② 支援の概要：長期休校中の出来事で家族機能は低下し、きょうだいの心身不調が顕著であったため、管理職、担任、SSW と支援会議を行った。家族メンバーへの支援内容は多岐にわたり、外部機関との連携も必至であった。以下、支援体制を表2にまとめた。

　③ 支援者の具体的活動：SC、SSW、担任と家庭訪問や電話連絡を開始。SC は母親の個別のカウンセリングを、SSW は行政・福祉サービスへつないだ。また、家族への支援強化のため、行政・福祉機関とのケース会議を定期的に行った。きょうだいに対しては、小中学校間で情報共有を行い、担任とともに登校支援を継続した。さらに、母親の不安定な状態や新型コロナ感染症の影響から起こる心理社会的ストレスについての心理教育を行った。父親に対しては、家庭を守る役割を発揮できるよう、管理職からの励ましを中心に支援を行った。

表2

対象者	支援内容	主な支援者（機関）
母親	治療・服薬 個別カウンセリング 家庭訪問 行政サービス 家事・育児不安の軽減 福祉サービス	主治医 SC SC、SSW SSW、子育て支援課 子育て支援課、障がい者基幹相談支援センター、 児童委員、計画支援事業所、地域住民、児童相 談所
父親	父親役割の支援 行政サービス	管理職、SSW、SC SSW、子育て支援課
きょうだい	学校生活適応、学習支援 居場所の確保 個別カウンセリング 心理教育 一時保護	管理職、担任、SC 放課後デイ、SSW、地域、障がい者支援相談基 幹センター SC 担任、SC 児童相談所

　両親は共働きであったが、母親が働けなくなったことから父親の仕事や家事の負担が増し、日常生活が回らなくなった。このころ、近所の方からの夕食の差し入れや、児童委員、障がい者基幹相談支援センター相談員、計画支援事業所ヘルパーが訪問し、地域・福祉の支援が継続した。

　④　その後の家族の状態と支援の継続：母親の状態は安定せず、自殺企図が見られ、夫婦間は不穏な状況が続いた。数ヶ月後、登校中のきょうだいの一人が「家に帰りたくない」と訴えたため、児童相談所へ一時保護となった。一時的に子どもの安全は確保されたものの、その間に家族機能が回復することは困難であったが、家族はその後も安定をはかる努力をしている。心理職は、現在も教職員、SSW、行政と連携してフォローを続けている。その後、父親からは「大変でしたが、今は生活が落ち着いています」と報告が寄せられている。

　⑤　家族メンバーの心の状態：母親は、この感染症に関するテレビ報道に

大きな刺激を受けており、溢れる情報から正しい知識を取捨選択することが難しかった。有名人の死の報道により、"感染＝死"という直結した形で受け止められたのだと思われる。感染の恐怖から周囲との接触を制限し孤立する中で、未知のものに対する不安と恐怖に怯えていた。同時に母親として、子どもを適切に世話できないという罪悪感にも苛まれていた。

また、きょうだいについては、新型コロナウイルス感染症にまつわるいくつもの不安やトラウマを抱えていることが判明した。不安定になっていく母親が心配で登校できない時期もあった。食事や睡眠、習い事など日常生活が保障されないことによる不安や急激な家族の変化に戸惑いが見られた。これまで健康に過ごしてきたはずの家庭や母親を喪失した傷も深い。今後の長期的フォローも必要である。

学校内支援会議で確認したことは、「きょうだいが学校にきている間は、安心して学習ができ、友達と遊び、その子らしく過ごすこと」であった。これは、学校がこのケースのみならず、全ての児童生徒に対して保障したいと願っていることでもあった。

まとめ：目に見えないウイルスが短期間に人と人との関係を変化させ、家族ひとり一人に大きな影響を及ぼす様を目の当たりにした。この事例では、家族の機能不全が深刻になる中で子どもの心身をどのように守るかが大きな課題であった。SC単独では到底対応できるはずはなく、教職員、SSW、そして行政職員など多くの専門職と協力し合い、包括的に継続支援を行うことが必要であった。今後も感染症対応として、多職種や多施設間との連携が重要になってくることが予測される。

3)　Ⅲ期　2021年4月-12月　学校生活の維持と模索の時期

(1) 学校生活における支障

2021年4月、変異株の第4波の到来とともに新年度が始まった。学校は、感染を防ぎつつ「学びを止めない 3)」場所として機能しなければならない。

「一人一台端末の配備 [4]」によるオンライン授業は、感染の不安から登校を控える児童生徒の学びを支えるのに欠かせないが、通信環境の設定や情報リテラシーなど、取り組むべき課題が多い。教職員はオンライン授業の準備のほか、児童生徒に応じてタブレット使用の確認に忙殺されていた。

　学校生活は数ヶ月単位で訪れる感染拡大と収束の波に影響を受ける。行事や集団活動の計画を進めていても、感染状況によって中止となる可能性がある。児童生徒は、「準備をしても、中止となるかもしれない」という不安やあきらめを何度も体験していた。教職員は、子どもたちのモチベーションを保つための工夫に悩んでいた。

(2) アンケートにみる子どもたちの心理面

　A中学校では、毎月実施される学校生活と生活習慣に関するアンケート＊に生徒の心理面を心配する声が担任の先生たちから多く寄せられていた。ヤングケアラー、家族関係や家庭環境のこと、友人関係、学習、進路に関すること、そして、自傷行為の問題である。

　自傷行為については、本人のSNSへの投稿などから周囲の友人が察知し、担任やSCにつながる場合が多かった。SCは、教職員に対して、まずは担任より本人へ何か辛いことがないかと声をかけ、もし生徒が心の内を話してくれたときはそれを支持してもらうよう依頼した。教職員と協力して本人の学校生活を見守る体制を取った。

　保護者は、わが子の自傷に気づきながらも相談できず苦悩していたり、あるいは見て見ぬふりをしていたりと向き合い方もさまざまであった。家族の協力と理解を得るために、生徒、教職員と確認しながら保護者との共有を行った。

＊当該校で毎月実施されているアンケート。いじめ防止に関する「学校生活アンケート」（質問7項目）、ヤングケアラーに関する「生活習慣アンケート」（質問6項目）の2種類。

(3) 社会状況をふまえて

　社会においては、事件や事故の報道（中学生同士の死亡事件、大阪でのビル放火、芸能人の死の報道など）が続き、不穏な空気が流れていた。わたしたちが「知らず知らずのうちにネガティブ思考」に陥入ってしまう状況を踏まえ、教育委員会SC スーパーヴァイザー＊より「長期休みの前には、各担当校の児童生徒の状況について意識し、学校からの問い合わせに助言ができるように」との助言が届いた。折々に、学校組織や児童生徒の状況を捉えなおし、必要な心理支援が行えるよう準備することは大切である。

4）Ⅳ期　2022年1月-2022年3月　新たな課題への対応の時期

　2022年の年明けから第6波の影響で、3学期は児童生徒の欠席が続いた。発熱の者、感染の不安のために登校できない者、PCR検査中の者、濃厚接触と判明した者、基礎疾患を抱える者、家庭の事情で感染を防ぎたい場合など、それぞれの欠席理由と健康状態を把握し、欠席期間中の対応にあたらねばならない。感染対策と「学びの保障」を両立させるためには、大変な労力を必要としていた。

　オンライン授業において課題となっているのは、文科省が「GIGA スクール構想の最新の状況について[5]」の中で提言する「児童生徒が端末を使う際のルールや健康面の配慮についての指導 」である。これに関連し、「発達段階に応じて必要な情報モラルの育成を目指すこと[6]」が求められているが、急速に端末配備が進んだこともあり、児童生徒への周知は十分でないところがある。例えば、オンライン上の健康観察や授業準備の確認のためビデオをオンにすることを伝えるのだが、それがストレスになる児童生徒もおり、オフにしてしまうなどである。端末使用における個別性と集団のルールの両立

＊教育委員会に所属するスーパーヴァイザー（武部愛子　福岡子ども短期大学特任教授）は、市小中特別支援学校に配置のスクールカウンセラーの活動業務に対し指導や助言を行う。

に、学校が悩むところである。

　感染拡大による学級・学年閉鎖も相次いだ。空席の目立つ教室やタブレットを前に一人で板書をしながらオンライン授業を行う先生の姿は、これまでの学校とは全く異なる風景である。教職員は、かつてのように授業が行えず、児童生徒とのふれあいが少なくなる中で多くの喪失を体験していた。

　また、受験を控える児童生徒やそれを支える保護者の不安や緊張は、ただならぬものであった。新型コロナ感染症に罹患した生徒の中には、罹患後症状を抱えながら、受験勉強と向き合った者もいた。

3.　学校における心理支援から見えてきたもの

　小中学校臨時休業時から感染拡大の第6波までを、当該校 SC の視点からふりかえった。それぞれの心理支援を通して見えてきた課題は多くあるが、ここでは、支援対象者別にいくつかのことを取り上げてみたい。

1)　児童生徒への心理支援から見えてきたもの

(1)　人との関わり方、コミュニケーションのあり方

　長引く行動制限に伴い、子どもたちの気持ちや感情の表出にも抑制がかかっているように思われる。例えば、"嬉しい"と感じた時、思わず他者と手を取り合って喜ぶことができない。消毒やマスクの着用、距離を取ることがマナーとなってしまった。ある子どもは「嬉しいのに、そういう風に動けない」と語った。行動と気持ちが一致しないような違和感や、それをどのように心におさめていけばよいかなど、周囲の大人は子どもの話をよく聴き、言葉にしていく作業を手伝うことが必要だと感じている。

　また、教師と児童生徒間におけるコミュニケーションについて、田中哲氏は、「ICT の急速な導入と教師・児童生徒関係の質的な変化[7]」に言及し、「生徒と先生のコミュニケーションの変化 」に注目している。オンライン授

業では、端末環境により音声が途絶えたり、カメラ位置によって板書が見えなかったりすると、授業を十分に消化できず、児童生徒側に不全感が残ることがある。また、発話のタイムラグや視線の合わなさなどから生じるコミュニケーションのズレをどう処理すればよいのかなどの戸惑いもあった。

　一方で、登校の負担や感染不安が減り、安心してオンライン授業を受ける児童生徒もおり、その結果、担任と良好なコミュニケーションが取れるようになったとの報告もあった。児童生徒にとって、オンライン授業の受け止め方は一長一短である。いずれにしても、双方向のやりとりが矛盾しないよう、教師－児童生徒間で確認する作業は増えている。また、対面であれば表情や雰囲気などで相手のことが理解できることも、オンライン上では明確に言葉として伝達する努力が必要となっている。これらが、教師－児童生徒間の信頼関係に影響することもあるだろう。両者のより良い関係を支援する時に、意識しておきたいことである。

(2) 自傷行為をめぐって

　筆者が勤務する当該中学校でも自傷行為としてのリストカットなどの相談件数が 2020 年度から増加している。中には、数年前から自傷が続いており、この感染症の影響をきっかけに表に出てきた事例もあった。

　どのケースも、SC が自傷行為に直接アプローチするというよりは、児童生徒の気持ちを聴くこと、学校での様子を見守りながら、その子の好きなことや集中できることを一緒に見つけること、また、家族の協力をいかに得られるかについて話合うことを中心に関わった。

　国立成育医療研究センターの調査「コロナ ✖ こども」第 4 回アンケート [8] によれば、小学 4 年生から高校 3 年生 715 名のうち、「こどもの自傷行為やその思い」については、「実際に自分の体を傷つけた」と回答したのは 17%、「体を傷つけたい、死にたいと思った」と回答したのは 24% にのぼるとしている。それまでも自傷行為は学校現場で危惧される問題の一つではあ

ったが、この感染症の影響をきっかけにその数が増えていること、自傷行為を行う児童生徒の背景とその理由について、より一層の理解が求められていると実感している。

自傷行為について、松本俊彦氏 は「人の気を惹くためのアピールでなく、誰かに助けを求めたりすべきところを一人で解決しようとする"孤独な対処行動"」であり、「その背景には、複雑な家庭環境や虐待など、以前から続く深刻な問題が存在することが多い[9]」と指摘している。自傷行為を行う児童生徒に対しては、教職員や家族、医療専門機関などが連携し、包括的な援助を行うことが大切である。

2）保護者への心理支援から見えてきたもの

自粛生活や在宅勤務により、家庭で過ごす時間が増え、良くも悪くも家族関係が変化し、子どもとどのように向き合えば良いのかわからず困っている保護者は多い。先に報告した自傷行為の問題でも、「子どもが不安定なのは、子どもの問題か、親の問題か、新型コロナウイルス感染症のせいなのか、よくわからない」という声を聞いた。保護者の混乱を一緒に整理し、親が子どもにできる具体的な声かけや対応について提案していくことが必要である。

感染対策をしながらの子育てや家事、就労短縮や失業による家計の逼迫など、多くのストレスを抱える中、親自身が自分をケアすることができない状況も見られる。場合によっては、保護者のストレス状態の把握と家庭が適切に子どもをケアできる状態かどうかを見立てる必要がある。

また、保護者全体への心理教育的アプローチとして、おたよりの発行やオンライン研修会を提供するなど、保護者とのコンタクトの機会を広げていくことも必要であろう。

3）教職員への心理支援から見えてきたもの

当該校においても教職員は慢性的な疲労を抱え、2021 年度からは教職員

のメンタルヘルスについての相談が増えている。教職員の人員不足、業務過多などによるストレスは従来より指摘されているが、この感染症の影響によりさらにその深まりが懸念される。児童生徒とのつながりやふれあいが思うように取れない教職員の喪失感や不全感も感じられる。これまで児童生徒との関係で悩むことはあまりなかったという教職員が、「児童生徒との距離がつかめず、児童生徒の考えや求めていることがわからない。感情的になってしまう」と悩む声も聞く。思春期に見られるただの反抗期とは印象が違うともいう。通常の学校生活を1日も早く取り戻し、新しい課題に取り組もうと力を入れすぎていないか、疲れた時には学年の先生や管理職に相談しながらお互いに休憩を取り、サポートし合うことなどを伝えていく必要がある。

　また、教職員が陽性者となった時の身体的精神的負担は大きい。

　当該校以外で関わったケースになるが、新規採用で赴任してまもなく感染が判明した教職員からの相談があった。学校に迷惑をかけたという罪悪感や、なぜ自分が感染したかという疑問に苛まれた。一人暮らしでの隔離生活中は、他者への感染リスクを恐れ、一人で治さなくてはならない、誰の助けも求められないと思っていたという。また、後遺症を含む罹患後症状（倦怠感、呼吸困難、味覚異常、抑うつ感、認知機能の低下）のため、職場復帰まで半年を要し、「生きていることがきつい。教師をやめる」との訴えが続いた。抑うつ感や認知機能の低下により、適切な判断や現実的対処が困難な場合もあるため、心身の回復を慎重に見守り、学校とのコンタクトがスムーズにいくよう配慮しなければならない。

　感染した教職員へ学校ができる対応としては、「教職員の状況に応じ、オンライン等での管理職等とのコミュニケーションの保障や再出勤へのサポート [10]」を行うこととされている。SCとしてできることは、再出勤までのサポートだけでなく、再出勤後の罹患後症状に伴う心理社会的負担が軽減されるようケアしていくことであろう。

4. まとめ：新型コロナウイルス感染症と学校

1) 長期的な心理支援の際に意識しておきたいこと

　矢永によれば、この感染症の影響の痛手として、人との交流の変化や人間関係の断絶など「関係性が遮断されやすいこと[11]」を挙げている。先に報告したB小学校の家族の事例においても、家族は外界と遮断され孤立しやすい状況であった。きょうだいは、学校において仲間との学習や給食、遊びといった関わりを保障されることで、少しずつ情緒を安定させていった。人と人との関係の遮断を経て、やはり大切なのは、人と会い、声をかけ合い、触れ合うことであると再認識した。

　「関係性が遮断されやすいこと」は、学び合いの関わりを必要とする学校においてはマイナスである。先に触れた「ICTの急速な導入と教師・児童生徒関係の質的な変化」における教師・児童生徒間の信頼関係や児童生徒間の関係性にも影響する。対面とオンラインという質の異なるコミュニケーションが交錯する学校現場で、「今、ここで」お互いの存在を感じられる工夫を児童生徒、教職員と試行錯誤し、学校を構成するメンバーへ発信することを続けなければならない。

2) 新型コロナウイルス感染症を「正しく知る」こと

　この感染症について「正しく知る[12]」ことは、最も重要である。自分と他者の心身の健康を守る行動や知識を備え、心理社会的なストレスへの対処や耐性を強めていくこと、孤立を防ぎ、安心して援助を求められる環境をつくること、そのための心理教育が子どもの年齢や発達に応じてなされる必要性を痛感した。家庭や学校と協力し、日頃から行う予防教育としての位置付けが望ましい。

　「心理教育のメッセージの観点[12]」として、以下が挙げられる。

①この感染症は、適切な行動と正しい知識である程度防ぐことができる。

②一方で、誰もがかかる可能性があり、それは誰の責任でもない。

③症状は、人によってさまざまである。軽症の人もいれば、重症の人もいる。症状がおさまった後は（「陰転化」）、人にうつすことはない。

④罹患後症状は、人によってさまざまである。目に見えない症状もある。

　この感染症については、オープンに語り合うことがはばかられる面がある。実は陽性者であったこと、罹患後症状に苦しんでいること、ワクチン接種の不安などを安心して語り合えるとよい。できれば子どもたちとは、「ウイルスって何だろう」「ウイルスって生き物なのか」という全く別の観点から話ができるとよいだろう。

　また、私たちは歴史から学ぶこともできる。田中[7]は、「歴史の当事者性」としての視点を持つこと、つまり「新型コロナウイルス感染症の世界的大流行を経験したわたしたち全員が当事者」であり、「そのわたしたちを研究の対象とすること」で、次世代へ伝えられる知が生まれてくるという。スペイン風邪やペストなど、感染症とともに生きた人々の経験を知ることは、現在の私たちを「収束は必ずやってくる」という希望へとつなげてくれる。

　「関係性が遮断されやすい」感染症の特徴から、今後も心理支援を必要とする人といかにつながり続けるかは大きな課題である。電話やオンラインなど、つながるためのコミュニケーションツールの活用と関わりを絶やさないことが求められる。また、心理教育を積み重ねていくことは、"人とつながること"の一助となると思われる。SCとして、次なる備えに取り組み、行動することが試されている。

（福永聡子）

引用文献

1) 文部科学省（2021）. 学校における新型コロナウイルス感染症に関する衛生管理マニュアル〜『学校の新しい生活様式』〜　https://www.mext.go.jp/a_menu/coronavirus/mext_00029.html

2) 窪田由紀（2020）. 学校コミュニティの危機　福岡県臨床心理士会編　窪田由紀編著　学校コミュニティへの緊急支援の手引き　金剛出版　pp.26-30

3) 文部科学省（2020）. 新型コロナウイルス感染症対策に伴う児童生徒の『学びの保障』のための学習指導について　https://www.mext.go.jp/content/20200609-mxt_syoto01-000007788_1.pdf

4) 文部科学省（2020）. GIGA スクール構想による一人一台端末環境の実現等について　https://www.mext.go.jp/content/20200605-mxt_chousa02-000007680-6.pdf

5) 文部科学省（2021）. GIGA スクール構想の最新の状況について　https://www.mext.go.jp/kaigisiryo/content/20210319-mxt_syoto01-000013552_02.pdf

6) 文部科学省（2009）. 教育の情報化に関する手引検討案：第 5 章第 1 節 児童生徒の実態や発達段階に応じた情報モラル教育　https://www.mext.go.jp/b_menu/shingi/chousa/shotou/056/shiryo/attach/1249674.htm

7) 田中哲（2022）. コロナ禍での子どもの育ち〜今、わたしたちにできること〜ふくおか教育を考える協議会オンライン講演会　ニュース No.162　https://3a96222e-1a85-4514-8533-19b48d1cede8.filesusr.com/ugd/689e79_2dbe90b6db594643affbec2005223870.pdf

8) 国立成育医療研究センター　コロナ❌子ども本部（2021）. コロナ❌こどもアンケート第 4 回調査報告書 p33-p34　https://www.ncchd.go.jp/center/activity/covid19_kodomo/report/CxC4_finalrepo_20210210.pdf

9) 松本俊彦（2009）. 自傷行為の理解と援助「故意に自分の健康を害する」若者たち　日本評論社

10) 災害、事件・事故後の子どもの心理支援研究会（代表：窪田由紀）（2020）. 児童生徒や教職員に感染者が出た場合の学校としての対応について〜予め備えておく必要があること〜　https://kinkyusien.info/wp/wp-content/uploads/2020/08/b3ff484df78cffd7b245aa76e8b036b3.pdf

11) 矢永由里子（2021）. 感染症と心理臨床〜HIV 感染症と新型コロナウイルス感染症について〜　西南学院大学大学院人間科学研究科臨床心理学専攻講義資料

12) 矢永由里子（2021）. 新型コロナウイルス感染症と学校における予防とケア　北筑後部会研修会資料

3節　感染症の時代における大学生の
メンタルヘルスと心理支援

1. 学生の心理的成熟を支えるキャンパスライフ

1) はじめに

　青年期は子供から大人への移行期として、生涯発達の大きな転換期にあたる。その不安定さの中で「自分とはなにものか」を問う発達課題に対峙し、自己の確立をめざす成長過程を歩んでいる。そうした親からの精神的自律に加えて、青年期の後半には、将来のキャリアに明確な道筋をつけるべく、社会的自立に向けた実質的な準備期間を迎える。

　文部科学省によれば、青年期の若者の約6割が大学・短大に進学している[1]。大学入学後、学生達は資格・卒業認定のために必要な履修登録から授業出席、課題提出、評価テストといった一連の学修に滞りが出ないよう、日常生活の自己管理が求められる。同時に学内外のサークルやボランティア活動等に参加する学生も多く、学年を超えた先輩後輩との関わりや地域社会とのつながりの中で自己を発揮し、多層的な経験知を深めていく。さらに一人暮らしを始めたり、アルバイト収入で生活費を賄なったりすることで、経済的にも自立の一歩を踏み出すことから、友達との外食や旅行など、余暇を楽しむことにも精神的な自由が得られる。

　このように大学時代は、多様な活動の広がりとともに、それらの行動に責任と自由を得て、卒業後の自立に向けた足固めの道を歩むときであり、そこでのキャンパスライフはまさに青年期の心理的成熟を支える土壌と言えるであろう。

2）コロナ禍におけるキャンパスライフの変容

　2020 年 4 月に新型コロナウイルス感染症による緊急事態宣言が、わが国で初めて発令されて以来、学生たちの生活は大きく様変わりした。1 回目からの 2 年間で、4 回にわたって繰り返されてきた緊急事態宣言の期間には、学内入構禁止となり、対面による学内行事の大半が中止、授業はすべてWEB に切り替えられた。その当時を振り返ると、教室やグランドから学生の声が消えて、静まり返ったキャンパスが、まるで異次元空間のような錯覚にとらわれたことを覚えている。しかしその戸惑いも束の間、教員もまた自宅に籠り、急遽、遠隔でのオリエンテーションや授業準備に追われ、Web授業のあり方を十分に検討する時間や学生一人一人の状況を把握する余裕もない状態であった。そしてとにもかくにも最低限必要な出欠確認や評価のために、レポート課題による対応が多くなり、その採点に追われていた。そのため学生達は他の受講生との直接的な交流もないまま、複数の課題を抱え込み、ひとり自宅で取り組むことになり、本来求められる「主体的・対話的」な学びの姿とは程遠いものであった。また入構が再開されてからも、対面のサークル活動等は大幅に制限されたままで、距離を空けた座席指定の対面授業、スクリーンで仕切られたテーブルでの黙食で、仲間との語らいも思うようにできない状態が続いた。

　それから 2 年が経過した現在も、新型コロナウィルス感染症の収束は未だに見通せない状況にある。このようにキャンパスライフにも深く影響するコロナ禍で、学生たちは実際にどのような悩みやストレスを抱えているのであろうか。そして今後も続く感染症と共に生きる覚悟が必要な時代に、どのような支援が求められるのであろうか。本節ではこうした時代を生きる大学生の心情に着目し、そのメンタルヘルスの有り様と必要な支援について、心理臨床の視点から考察を試みる。

2. コロナ禍にみる学生の心情とその分析

1）学生インタビューの概略

　著者自身も担当するゼミナールで、対面による活動を大幅に縮小せざるを得ない状態が続き、ゼミ生との個別的な対話の接点が見いだせないまま、一人ひとりの思いや個性を十分に把握できていないことが気になっていた。そこで 2022 年 2 月、卒業式を間近に控えた 4 年生と、最終学年を前に春期休暇を過ごす 3 年生に、ビデオ会議システムによる個別面談を試みた。そしてコロナ禍以前とは全く異なるキャンパスライフを、①どのように過ごしてきたのか、②最もストレスを感じたことは何か、③それを乗り越えるために自分自身をどのように支えてきたのかと尋ねながら、彼らが語ることばに耳を傾けた。その中でコロナ禍ならではと思われる彼らの体験を書き留めて、表1・2 に示している。なお面談者（3 年生 10 名 A ～ J・4 年生 9 名 K ～ S）には、本論への引用について、その趣旨を説明し承諾を得ている。

2）ストレスを感じたこと・一番きつかったこと

（1）終わりの見えない自粛生活・行動制限・感染の不安

　2020 年 4 月に 1 回目の緊急事態宣言が発令された当初、表 1 のことばにあるように、学生 A は感染拡大が「そんなに長く続かないだろう」と思い、だからこそ、自粛生活も「頑張ろうと思えた」が、「全然収まらないので、かなりきつかった」と振り返っている。こうした「いつ終結をみるのかわからないという継続性」について、精神科医の藤本は、「コロナ不安の特徴[2]」と述べており、多くの学生が感じていたことであろう。

　学生 B は帰省もできず、「誰にも会えなくて気が狂いそうだった」と言う。筆者の所属する大学は地方都市にあり、その周辺の県外から実家を離れて一人暮らしをしている学生が多数見受けられる。緊急事態宣言やまん延防止措

置の期間、BやKのように県外への帰省を控えざるを得なかった学生は少なくないと思われる。同じくCの場合は親族の葬儀にも参列できておらず、誰にも会えない中で、近親者の喪に服す寂しさを味わっている。

　また学生Oは家族と同居していても、「友達と顔を見ながら他愛もない話ができない」ことがつらく、「コロナになる前は面倒だった通学」も苦にならないほど「対面授業がとても有り難く感じる」と述べている。しかし通学が再開されたことで、公共交通機関を利用すれば、「後から乗ってくる人からの感染は大丈夫なのか（F）」と心配になり、逆に「高齢の祖父母と同居しているから、私が感染して迷惑をかけたくない（N）」、「実習中、園児に自分がうつしてしまったらどうしよう（K）」という学生たちは、「被害者・加害者」になることの二重不安に晒されている。

　さらにAやDは大学生になったら友達との旅行を楽しみにアルバイトに励んでいたが、「三密」を避けるための行動制限により、楽しい計画は何も実行できていない。一方、自分が我慢している旅行を「普通に楽しんでいる人達のSNSの書き込み」が不快でもあり、「うらやましさもある」と語るKのように、自粛に対する同世代の感覚の相違に複雑な気持ちを抱いている学生もいる。Mはもともとスポーツや野外活動に積極的であったがそうした活動の場を失って、「もっと楽しみたかった」と語っている。この言葉は、藤本（2020）が「働くことも大切だが、その中で何か楽しめることがあることも同様に大切である。またそれを失うことは、人間の心に大きな穴をあけることでもある」と述べているように、コロナ禍で「楽しめる」ことの多くを削がれた大学生が、その空虚さを表すつぶやきとして受け取れる。

　このように閉塞した日々で、思い描いたキャンパスライフが得られていない大学生の不全感や孤立感については、九州大学キャンパスライフ・健康支援センターの調査（2020年6月実施）でも同様の結果が得られている。同大学で大学生活に満足している学生は46.2%で、2019年度の78.9%から大幅に減少している。また全体の約4割近く（2355名/5888名）の学生が孤独を

表1　ストレスに感じてきたこと・一番きつかったこと

外出の自粛	・最初の緊急事態宣言で自粛が始まったときは、何がなんだかわからないまま、家で過ごす日々だったが、そんなに長く続かないだろうと思っていたから頑張ろうと思えた。それが3，4か月たっても<u>全然収まらないのでかなりきつかった</u>。(3年；A) ・(2020年4月から)最初の2，3か月、全く誰にも会えなかった。県外の実家への帰省は困ると家族から言われた。仕方なくずっと一人暮らしのまま、<u>誰にも会えなくて気が狂いそうだった</u>。(3年；B) ・行きたいところに行けない。世話になっていた親族が亡くなったとき、最後のお別れをしたかったが、その家族から、『(緊急事態宣言が出ている地域から)葬儀に帰ってこないで』と頼まれて、<u>帰省や参列をあきらめるしかなかった</u>(3年；C) ・<u>県外の実家には帰省しづらく帰れなかった</u>(4年；K) ・教育実習前の2週間、感染防止のための自宅待機でPCR検査と毎日の行動記録が義務づけられていた。オンライン授業もない時期にひたすら自宅でただじっとしているだけだったのがとてもきつかった。(4年；L)
行動制限	・1，2年のときから、バイトをがんばって、貯めていたお金で3年生になったら行こうと<u>計画していた友達との旅行も行けなくなった</u>。(3年；A) ・大学1年時は、大学生活に慣れるので精いっぱい。旅行をする予定にしていた2年生になった途端、コロナが始まって、バイト以外は誰とも会えない(3年；D)。 ・友達と楽しんでいたバスケをする場所がなくなり、サークルのダンス大会にも出られなくなった。小学生の野外活動のボランティアも中止。外で身体を動かす活動が、3・4年ではほとんどできなくなってとても残念。<u>もっと楽しみたかった</u>。(4年；M) ・こんな時期に普通に旅行を楽しんでいる人達のSNSの書き込みで不快になることがあった。<u>価値観の違いを感じる</u>。うらやましさもある。高齢の祖父母と同居しているから、私が感染して迷惑をかけたくないから我慢しているところもある。(4年；N)
友人関係	・友達と顔を見ながら他愛もない話ができなかった。(4年；O)
感染の不安	・自宅から2時間かけてバス通学をしている。対面授業が始まってからは、いつもアルコールを持ち歩き、自分が座る席を消毒していて、<u>潔癖症っぽくなった</u>。それでも後から乗ってくる人からの感染は大丈夫なのか、ずっと気になっている。(3年；F) ・受講者数が多い対面授業は<u>席を空けて坐ってもやはり不安だった</u>(3年；H) ・授業で遅い時間になると密集している電車になるから前の席の人が咳をしたり、マスクをしていない人をみると怖いなあと思う(4年；N)

感染の不安	・実習中、園児に自分がうつしてしまったらどうしようと思っていた。（4年：K） ・（感染予防対策について）何が正解か、正しい知識が得られているのかわからない（3年：A） ・（感染に関する）ネットの情報が多すぎて、本当にどれがいいのかわからない（3年：E）
将来のキャリアに関する学び	・保育士免許の取得に必要な正規実習が受け入れ先の方針で延期になり、実際に行けるようになるまで不安だった。他にも自主実習をたくさん経験しておきたかったが、結局、正規実習以外はどこにも行けなかったので残念だった。（3年：E） ・実習受け入れ先の内諾があっても、感染状況次第で取りやめもあり得るとき、実際に始まるまで不安だった（4年：K） ・ゼミの仲間と直接話しながら就職活動のアドバイスをもらいたかった。自分のやっていることがこれでよいのかわからないまま、就職先が決定するまでずっと不安だった。（4年：P）
授業・課題	・課題は提出期限のぎりぎりまで大変だった（3年：F） ・コロナ以前は対面でよくディスカッションしていた。オンラインだと「そうだね」と認める声掛けや相槌も打ちづらい。画面が消えたらまた一人の感覚（3年：G） ・授業があっているときもWEB授業では、体育がレポートのみになり、美術は自宅で作った課題作品を写真で提出するだけになったので、クラスメイトの作品を見ることもなかった。もっと対面で実践的な授業を受けたかった。（4年：L） ・オンライン授業の間、課題作品の制作をひとりでもくもくとやっていたとき、ただ時間に追われているだけの感じだった。友達と一緒に語りながら作りたかった。（4年：P） ・通学にも時間がかかるが、それ以上に学内に入れないオンライン授業の期間の方がストレスは高かった。オンラインは電波が不安定で落ち着かなかった（4年：O）
アルバイトと経済的な状況	・収入がゼロになり、親に仕送りを増やしてもらった。（3年：B） ・バイト代で生活費を全て賄っていたが、収入減で親の援助が必要になった（3年：C） ・アルバイトが時短になり給料が減ったが、仕事量は変わらず忙しくなった（3年：H） ・バイトがなくなって、自由に買い物ができなくなった。（3年：I） ・バイト収入がゼロの時を挽回するために、緊急事態宣言後に目いっぱいバイトを入れて、授業との両立が大変になり、胃腸炎になった（3年：J）

感じていることが明らかにされている 3)。

(2) 学業・将来のキャリアに関する悩み

　大学生活の中心にある学業は、卒業後のキャリアに必要な資格取得に関わるものである。授業で求められる討議や課題作成にあたっては、共に学ぶ他の学生たちと意見を交わし、相互に多様な視点を得ることで豊かな学びにつながると期待される。しかしコロナ禍での Web 授業では、息のあった「相槌もうちづらい。画面が消えたら、また一人の感覚 (G)」になり、友達と一緒に作りたかった課題作品も「ひとりでもくもくとやっていた (P)」。またキャリアに関する技能を身につけるための授業内容が自宅からのレポート提出に置き換えられ、卒業を前に「もっと実践的な授業を受けたかった (L)」という思いを残している。さらに外部実習先の受け入れが綱渡りのような不確かさで「実際に始まるまで不安だった (E・K)」り、就職活動の際にも「誰にも相談できずに不安だった (P)」という声も聞かれている。

　同様の悩みは文部科学省による「新型コロナウィルス感染症の影響による学生等の学生生活調査（結果）」からもその実態が伺える 4)。この調査は令和3年3月に主要11都府県で実施され、有効回答数 1,744 名であったが、そのうちの 37.9% が授業等に悩みを抱えている。その理由の内訳については、660 人からの択一選択による回答で、「成績が芳しくない (31.5%)」に続き、オンライン授業などを含む「授業形態の不満 (30.5%)」が2番目に多くなっている。

　また将来の「キャリアに関して悩みを抱える学生」は、全体の 73.3% を占め、その理由は、「見通しが立てられない (61.6%)」が最も多い。その他には、これまで考えていたキャリアプランの変更、キャリアセンターで進路の十分な相談ができない、試験や採用面接で県をまたいだ移動の困難さが含まれている。

(3) アルバイトの状況

　表1のように、アルバイトの時短営業等による減収で、親からの「仕送り」が必要となった学生（B・C）や、減収後に無理な量のアルバイトを増やして体調を崩した学生（J）もみられる。

　文部科学省の調査では、緊急事態宣言発令中の令和3年1〜2月のアルバイト収入が、未発令の令和2年10〜12月より大きく減少した学生は約2割で、その内、「大きく下がった（50％未満になった）」のが16.5％、「収入がなくなった」のが4.1％であった。

3）コロナ禍のメンタルヘルス

　上述のようにコロナ禍で一変したキャンパスライフにより、学生たちは仲間と思うように関われない孤立感・孤独感を味わい、実践的な学びの不足に失望している。また将来のキャリアにつながる実習や就職活動といった切実な問題で見通しが持てないことにより、一層の不安をかきたてられていたことが伺える。さらにはアルバイトの減収で、経済的にも自立への歩みを後退せざるを得なくなり、課外や余暇活動の制限で思うようにリフレッシュもできないことから、かなりのストレスを抱えていたことが伺える。

　筆者のインタビューは3，4年生に行ったものであるが、文部科学省の調査では、「学内の友人関係に関する悩み」を抱えている割合が、学部1年生で最も高く、半数近くを占めている。また友人関係に関する悩みの理由としては、図1に示すように「友達が思うように作れない」ことや「交流できない」ことがあげられている。このように支え合う仲間がいない状態でコロナ禍のストレスに晒されるならば、より深刻なメンタルヘルスへの影響が懸念される。

　2020年以降のコロナ禍での大学生の心理状態を調査した日本財団ボランティアセンターでも、図2のように「生きづらいと感じること」の頻度が「常にある」のは、1年生が16％で最も多くなっている[5]。

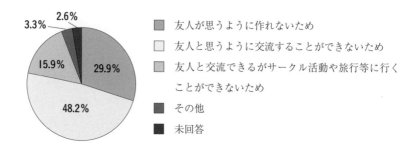

図1　学内の友人関係に関する悩みの理由（n=508）

文部科学省（2021）新型コロナウィルス感染症の影響による学生等の学生生活に関する調査（結果）より作図

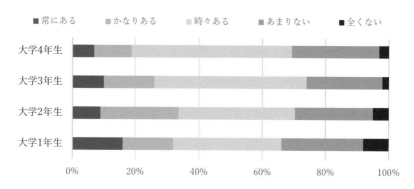

図2　生きづらいと感じることはどのくらいの頻度でありますか？（n=479）

日本財団ボランティアセンター（2022.3.18発表　2021年12月15日～23日調査）より作図

　新型コロナウィルス感染症の大学生のメンタルヘルスへの長期的な影響を調べた堀田らによると、感染拡大直後（2020）の岐阜大学新入生の抑うつ・不安症状は、拡大前（2019）より低い結果であったが、拡大1年後（2021）は、拡大直後より高くなり、拡大前の水準に戻っている。一方で、死にたい気持ち（希死念慮）を強く抱える学生の割合は、年々増加傾向にあることを明らかにしている 6)。

表 2　コロナ禍でどのようにして自分を支えてきたか

仲間との語り合い	・友達との会話　LINE 電話が多くなった。同じ境遇の人とつながる安心感（3 年：A） ・相談事は普段から母親にしていた。コロナのときもそう（3 年：A） ・相談は家族にしていた。友達には、直接会えないから。やはり相談は直接会える人がいい（3 年：C） ・人と話す機会。普段の何気ない他愛ない話、内容がなくても自然に話せることの大切さを痛感した（3 年：C） ・友達に相談するときは、電話で 1 時間くらい話すことがある。大変だったことを話せると、結構楽になる（3 年：E） ・家でずっと誰ともしゃべらなかったとき、一人で寂しかった。オンラインでグループ通話を始めるようになって、久しぶりに友達の顔をみたとき、とても嬉しかった（3 年：I） ・友達と話したい時、電話で 3～4 時間話すこともある。悩みを話す（4 年：N） ・対面授業が始まったとき、話がしたくて授業時間より早く大学に行った。話すことって大事。聞いてもらうだけでいい。自分だけで抱え込まず、吐き出したことを共感してもらえると、すっきりする。怒りが和らぐ。（4 年：P） ・心理的な支援で必要なのは気軽に相談できる身近な友達。学生相談などは利用しにくい。でも自分でできない人もいると思うから、そういう人には出会える環境を外から作ってもらえるといいと思う（4 年：K）
自宅学習での工夫	・一人だとモチベーションが上がらないので、友達と Teams で、カメラをオンにして一緒に勉強した。基本は黙ってそれぞれに勉強していても、お互いに頑張ろうという気持ちで（3 年：D） ・課題を一人でやるのは大変だったので、大学でよく一緒にいた仲間と時間を決めて、オンラインビデオ通話で毎週集まるようにしていた（4 年：P） ・一日のスケジュールを立てて時間を有効に使っていた（4 年：N） ・教員採用試験合格という目標があったので、やるべきことにもくもくと取り組むことができた。（4 年：R）
気分転換	・基本的に一人でいるのが好き、人といる時の方が気をつかう。家でも楽しめることがたくさんある（4 年：N） ・自粛の期間は、ゲームをする時間が長くなった。ゲーム三昧。ゲーム友達のつながりで、一緒にゲームをする仲間が増えた。でもそういう関係はゲームだけの付き合いだから、チャットや声だけで顔は知らない（4 年：M） ・課題を頑張った後に、YouTube や DVD を見るのを楽しみにした（4 年：S）

　筆者の所属する大学の学生相談室においても、2020年度に対応した学生の述べ件数は、前年（2019年度）の約3倍強となっているが、その翌年（2021年度）は、やや減少している。一方、希死念慮の認められた学生の来談実習は、2021年度が2020年度の約2倍になっていることから、岐阜大学の結果と同様に、長期化するコロナ禍での悩みの深刻化が伺える。

3. 感染症の時代における学生の成長支援

1）心理的居場所とレジリエンス

（1）仲間とのつながり

　学生たちがコロナ禍でどのようにして自らを支えてきたかについては、表2に示すように、LINE電話などで友達と会話し、悩みを聞いてもらえることで元気を得ている。また大変だった課題提出でも、その後の工夫で自らWEB授業の手法を活用し、オンラインビデオで仲間と集い、互いに励まし合っている。このように仲間と積極的につながることで、学生達は次第に落ち着きを取り戻し、コロナ禍の2年目は、1年目ほどの強いストレスではなくなったという声が多く聞かれた。これらの回復力は、五十嵐がレジリエンスを「つながりを持つ他者との関係性の中で醸成される能力[7]」と述べているように、これまでのキャンパスライフで築いてきた親しい人とのつながりによるところが大きいであろう。

（2）学生相談機関に求められる居場所機能とその利用

　心理的居場所感は、「心の拠り所となる関係性、および、安心感があり、ありのままの自分を受容される場があるという感情[8]」と定義した則貞は、「重要な他者に対する心理的居場所感が自己受容を高め、自己受容がレジリエンスを高める」と述べている。上述の学生達は、仲間とのつながりにより、自ら心理的居場所を得ているものと考えらえる。一方、コロナ禍に入学した

1，2年生のように、そうした安心感のあるつながりを得られていない学生の存在も忘れてはならない。粂原・杜浦は、「大学生活において居場所感を有していない学生は、大学に居場所感を有している学生よりも大学生活における不安を高く感じている 9)」という調査結果を示し、「大学において居場所感が低いからこそ学生相談室に居場所的機能を求める可能性等を有している」と述べている。筆者の大学でもこの2年で相談室の利用件数は飛躍的に伸びており、悩みが深刻化するコロナ禍にあっては、さらに潜在的なニーズが高まっていると推察される。

　しかしながら一般的に相談室は学生にとって「利用しにくい（K）」とみられており、文部科学省の調査でも、学生が「悩みを改善・解決するための相談先 4)」は、保護者や兄弟姉妹などの家族もしくは友人であり、教職員や相談窓口を利用する学生は、2割に満たないという結果が示されている。

　学生相談機関の利用が少ない理由には、「ひどく悩んでいる人が行くところ」といった利用者限定イメージや、「相談すると不利益がありそうなところ」といった危惧・敬遠イメージ 10) があり、とりわけ自己の確立をめざし、自尊感情の傷つきに敏感な青年期にあっては、その利用に少なからず抵抗感があることは否めないであろう。

2)「ゆるやかなつながり」の場の保障

(1) 自殺希少地域の事例：生き心地の良い町

　日本の自殺希少地域における自殺予防因子の研究を手掛けた岡は、その手始めに全国3,318市区町村の30年間の自殺統計を分析し、日本で最も自殺の少ない地域が、人口3000人前後で推移してきた徳島県海部町であることを明らかにした 11)。その後、2008年から4年間にわたって、海辺町の200人を超す住民にインタビューや参与観察の現地調査を行っている。その調査の結果、「自殺予防の（正の）因子」として次の5つがあるとする大変興味深い結論に至った。その5つとは、①異質的な要素を受け入れ、多様性を重

視する、②人物の評価は多角的に、長期的に行う、③有能感・自己効力感を醸成する、④問題は早期に開示させ、早期に介入する、⑤緊密すぎない、ゆるやかなつながりを維持する [12] である。

これら5つの因子が反映されている住民の具体的な行動として、下記のように説明を加えている。

①　異質的な要素の受け入れ・多様性の重視：地域の相互扶助組織となる「朋輩組」において、「よそ者、新参者」を区別せず、十人十色の多様性や「個人の自由」な考え方を受け止めている。

②　多角的な人物評価：学歴やキャリアにこだわらない適材適所の人材活用に努めている。

③　有能感・自己効力感の醸成：「どうせ、自分なんて」と自己卑下せず、主体的に社会に参加する「有能感を持つ人が多い」。

④　問題は早期に開示、早期に介入：海部町に伝わることわざ「病は市に出せ」は、「悩みやトラブルを隠して耐えるよりも」、「取返しのつかない事態に至る前に周囲に相談せよ」という意味であり、町民はそれを実行している。岡はこの対応を「とても合理的なリスクマネジメント術」と捉え、うつ受診率が軽度の段階で高いのは、「自身の不調を認め、早めに援助を求めている表れ」と解釈している。

⑤　ゆるやかなつながりの維持：「問題が発生すればすぐさま必要十分に助ける」が、普段はあいさつ程度の「緊密すぎない、ゆるやかなつながり」を維持している。岡は、この因子は「他の因子の根源であり、同時に帰結でもある」と結論づけている。

また5つの因子の他にも、海部町では「共同洗濯物干し場」や「みせづくり」とよばれる夕涼みの縁台などの「サロン機能を持つ場」が多く、近隣住民が気軽に立ち寄り、おしゃべりしたり、ちょっとした愚痴も聞いてもらえたりという気晴らしが出来る環境が整っている。さらに病院や役場など日常生活に必要な社会資源へのアクセシビリティ（利用のしやすさ）が良いなど、

「生き心地の良い」町となる特性が多くみられる。

(2) 心理支援に求められる「ゆるやかなつながり」

　このように海部町にみられる「ゆるやかなつながり」、「生き心地のよい」コミュニティのあり方は、性別や年齢、国籍、障害の有無など多様性のある現在の大学キャンパスにおいても、利用しやすい相談体制を整えるために重要な視点を提供している。自立を模索する学生がそれゆえに悩みを抱えるとき、介入され過ぎず、しかも誰もが孤立することなく、必要なときに支援を受けることができるという体制のあり方は、コロナ禍を生きる学生に必要なこれからの心理臨床のあり方と考えられる。

　近年、多くの学生相談機関が、個別の面談以外にも学生が自由に使える談話室やラウンジの提供、ピアサポートなどの学生同士のつながりによる支援に積極的に取り組んでいる。こうした体制づくりは、海部町のように「ゆるやかなつながり」の場を保障するもので、誰もが感染症によるストレスを抱える時代において、その深刻化を予防する心理支援として、キャンパス・コミュニティの心理的居場所となることが期待される。

3) まとめ

　感染防止のための「三密の回避」は、マスク・消毒とともに「新しい生活様式」[13] として定着してきた。しかしそれと引き換えにキャンパスは「自由に仲間と語らい」、「活動をともにし、人や知と偶然の出会いを享受する場ではもはやなくなってしまった[14]」。その喪失感に強いストレスを感じているものの、多くの学生達は自ら仲間とつながりあうことで、頼もしいレジリエンスを発揮し、コロナ禍にあっても自己の成長過程を歩んでいる。しかしそうしたレジリエンスを支える仲間作りが難しく、感染の不安に晒され続ける中で、SNS 等の情報に振り回され、必要以上に「恐れ」、家に引きこもる学生もみられる。そうした学生達には、Web 授業による自宅での学びを保

証しつつ、確かな情報で正しい知識が得られるように、また安心して悩みを話せるように、その心理的居場所感の得られるキーパーソンが学内に必要である。

　このように青年期の発達課題と向き合う大学生が、今後も感染症ありきの時代を生き抜くためには、多様な学生の状況に応じてきめ細やかに支援する体制と、同時にゆるやかにつながりあえるキャンパス・コミュニティの構築が重要であろう。

（吉川昌子）

引用文献

1）文部科学省（2021a）. 学校基本調査―令和3年度結果の概要　https://www.mext.go.jp › kihon › kekka › k_detail（2022年3月13日取得）

2）藤本　修（2020）. コロナ不安に向き合う　精神科医からのアドバイス　平凡社

3）九州大学 キャンパスライフ・健康支援センター（2022）. 新型コロナウィルス感染症 COVID-19）パンデミックが大学生の生活・健康に及ぼす影響～プレコロナおよびポストコロナ間の比較をふくめて～　令和2年春学期　学生アンケート結果報告書（学生生活パート）　chrome-extension://efaidnbmnnnibpcajpcglclefindmkaj/viewer.html?pdfurl=https%3A%2F%2Fwww.chc.kyushu-u.ac.jp%2F~webpage%2Fpublication%2Fimg%2FR2_student_questionnaire_result_report.pdf&clen=621766&chunk=true（2022年3月11日取得）

4）文部科学省（2021b）. 新型コロナウィルス感染症の影響による学生等の学生生活に関する調査（結果）　chrome-extension://efaidnbmnnnibpcajpcglclefindmkaj/viewer.html?pdfurl=https%3A%2F%2Fwww.mext.go.jp%2Fcontent%2F20210525-mxt_kouhou01-000004520_1.pdf&clen=1773282&chunk=true（2022年3月14日取得）

5）日本財団ボランティアセンター（2022）. コロナ禍の大学生活に関する調査　https://prtimes.jp/main/html/rd/p/000000001.000098085.html（2022年3月18日）

6）堀田亮・西尾明弘・山本真由美（2022）. コロナ禍が大学生のメンタルヘルスに与えた影響を実証～岐阜大学新入生のデータを3年間比較検討～　https://journals.plos.org/plosone/article?id=10.1371/journal.pone.0262550　https://www.gifu-u.ac.jp/news/research/2022/01/entry14-11252.html（2022年3月12日取得）

7）五十嵐祐（2022）. 社会心理学から「孤独」にアプローチする［特集］はじまり

のレジリエンス―孤立のサポート／孤独のレッスン　臨床心理学, 128, 22（2）, 218-222.

8）則貞百合子（2016）. 青年期における心理的居場所感の構造と機能に関する研究　風間書房

9）粂原民子・社浦竜太（2011）. 大学生における居場所感と大学生活不安に関する研究―学生相談室の利用の有無に注目して―　ものつくり大学紀要, 2, 60-65.

10）吉田彩翔（2013）. 学生相談機関に対する大学生のイメージ・知識と援助養成態度　―学部による差異に着目して―　立教大学臨床心理学研究 , 7, 23-35.

11）岡　檀（2013）. 生き心地のよい町　この自殺率の低さには理由がある　講談社

12）岡　檀（2019）. 予防とは何か「日本で "最も" 自殺の少ない町の調査から気づいたこと」こころの健康シリーズⅦ　21世紀のメンタルヘルス　公益財団法人日本精神衛生, 34-47.

13）厚生労働省（2020）.　新型コロナウィルス感染症専門会議「新型コロナウィルス感染症対策の状況分析・提言」（2020年5月11日一部改正）

14）高石恭子（2021）. コロナ禍が大学生の心に及ぼす影響と学生相談にできること―育ちの支援という視点から―　子育て支援と心理臨床 21　特別企画 コロナ禍と大学生のメンタルヘルス　福村出版, 82-87.

4節　電話相談の現場より〜声なき声が発せられるとき〜

1. 電話相談とコミュニティ

1）電話相談の機能・役割について

　電話相談は支援の一つの重要なツールとして世界で活用されており、その役割や機能は、自殺予防的な危機介入から情報提供や生活・仕事の悩みの受け皿など目的に応じて非常に幅広い。

　「電話」の即時性（話したいときに、話すことができる）、手軽さ（クリニックや行政窓口に出向く必要がなく、電話一本で通じる；現在は、この電話に加え、ネットを通じての相談対応も広まっている）、そして、匿名性（架電する本人が、氏名や住居地を名乗る必要が無い）は、人々の相談への抵抗感を弱め、身近な支援として相談の機会を提供している[1]。

　また、電話相談は、社会のなかで「今」何が起こっているのか、人々がどのような心理社会的な問題に直面しているかをいち早くキャッチすることができる貴重な受け皿の役割も兼ね備えている。筆者は、長年「東京いのちの電話」で、相談員のスーパービジョンや研修体制の整備などに関わってきたが、そこで検討される匿名の相談事例は、「今」の社会の状況や課題を鮮明に映し出しているものも多かった。

2）COVID-19と電話相談：福岡市精神保健福祉センターの取り組み

　新型コロナウイルス感染症は、その感染力の強さから、医療の場においても感染者との接触は大幅に制限されており、患者の訪室も難しい状態である。また、ホテルや自宅療養での本人と外部との接触はほぼ皆無で、本人たちが

どのように日々の療養を送っているかについては、数本の報道番組で断片的に知ることしかできない。そのため感染者や家族が抱える心理社会的問題について触れる機会は非常に限られている。

　福岡市は COVID-19 の陽性者とその家族や関係者を対象に、2021 年 4 月に「新型コロナウイルス感染症を中心とした専門のメンタルケア」電話相談を設置した。本節では、この電話相談の実際と活動から見えてきた課題について、開設当初から第 6 波の真っただ中にある現在（2022 年 2 月末）までの 11 か月間の活動をもとに検討を加えた。

(1)　福岡市の背景

　電話相談が始まった時期は、変異ウイルスの出現によって地方都市においても感染の本格的拡大の時期（感染流行第 4 波）の始まりであった。福岡県全体の感染者の報告数は、大都市圏の次に多い状態が続いている。九州の高速道路が整備されたころから、福岡市は週末に人が集まる流れ、いわゆる「人流」の拠点となっており、人の移動とともに蔓延する感染症の患者報告数が福岡市で多いのは自然の成り行きとも言える。

(2)　電話相談の設置について

　福岡市精神保健福祉センター内で、週二回（月曜日・金曜日）の 13 時から 18 時に、COVID-19 に感染した当事者、その家族、そして関係者（職場関係者や当事者に関わる援助職など）を対象とした、無料・匿名（電話使用料は本人負担）電話相談が設置された。電話相談の対応は、臨床心理士である筆者が担当した。

　この専門電話相談の周知については、福岡市の市政だよりへ掲載、また、市から療養中の陽性者やクラスターが出た施設へ送付する関係書類と一緒に相談のちらしを同封という方法を取った。また、感染者が療養のために滞在するホテルで勤務するスタッフ（看護師等）にも情報の周知徹底を行った。

　電話相談の周知と感染者支援の連携については、福岡県臨床心理士会にも協力をお願いし、会のホームページにもこの活動を掲載してもらった。

　別途一般相談として、広く市民を対象とした「こころのケア（看護師による相談）」は、専門相談設置の約1年前、2020年6月に開始され、平日の11時から16時に相談対応を行っている。この相談対応の看護師やセンターのスタッフとは、業務の合間に簡単な情報・意見交換を実施している。

2. 相談者と内容の分類、分析

1）電話件数と内訳について

　今回は、2021年4月から2022年2月までの11か月に寄せられた相談内容とその対応を分析し、そこから見えてくるCOVID-19への心理支援のありようを考えたい。

（1）相談件数の内訳について

　電話総数は、143件で、男性44件、女性99件と、女性が男性の約2倍である。

　年代別の利用件数を、図1で表示しているが、男性の5割が50代に集中し、女性は3割が40代だった。総数の40代と50代を合わせると全件数の6割を占めており、仕事や家庭の中心となる層からの相談ニーズの高さが窺える。年代別の傾向として、40代と50代は、感染の第4波の時期（2021年4月以降）から相談が寄せられ、20代・30代の件数は、2021年夏のデルタ変異株の猛威が始まった第5波以降に増加傾向にあった。

　また、相談件数のなかで複数回の相談は、陽性者の2件、一般相談での1件のみで、他は全て新規であった。

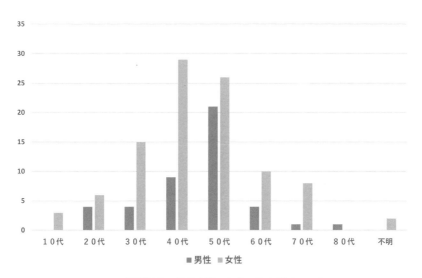

図 I　電話相談　相談者数　年代・男女別（n=143）

(2)　相談者の内訳について

　相談者の背景は、大別すると、陽性者からは55件、陽性者の家族やパートナーからは18件と、陽性者とその家族の相談は全体の51.0％を占める。陽性者は55人だが、陽性者の背後には、感染した家族・パートナーが合計で27名おり、家庭内やパートナー感染の広がりを感じる数値である。また、感染者に直接関係する相談者（職場の同僚、援助職）からの相談は、クラスターが起こった職場7件、心理職13件、学校・学童保育6件など33件（23.1％）を占める。これらの件数を、COVID-19に直接・間接的に関連する相談数として総計すると、全体の74.1％にのぼっている。残りの25.9％は、一般市民からの相談で、感染症が長期化することによる生活の困窮や失業をきっかけとした依存症の悪化、生活上の孤立感など、長期の感染蔓延による心身の悪化を訴える内容である。

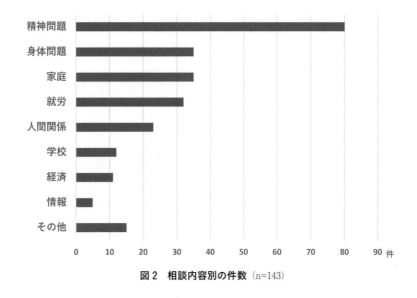

図2　相談内容別の件数（n=143）

2）相談内容の分類（複数回答を含む）

　全相談者による各相談内容の頻度を図2で示している。

　内容で最も多いのは、「精神的」分野で、全相談者の55・9％が何らかの精神的な問題を訴えた。次に、「身体的」「家庭」（各24.4％）、「就労」（22.3％）について語っている。そして、「人間関係」（16.0％）、「学校」（8.3％）と続いている。また、「身体的」問題を訴える人の33％は何らかの後遺症に悩んでいた。

【陽性者と家族等について】

　ここでは感染者と家族や親族、パートナーによる相談に絞り、その相談内容を下記に分類し、代表的な事例を記載した。

(1)「精神的」な訴え

　訴えのなかで「不安感」が最も多く、次に「孤立感・孤独感」が続いている。「不安感」を引き起こす原因は非常に多様であり、その様態も異なる。ここでは不安が訴えられた場面や孤立感が深刻化した状況について、事例を交えて具体的に見ていきたい。

①　感染判明直後の動揺や不安感：特に感染流行第 6 波の現在（2022 年 2 月末）、家庭内で複数の感染がほぼ同時に判明し、その突然の出来事によって、混乱と共に不安感が増大している。相談者によってはパニックに近い症状を呈する事例もある。

・事例（個人の特定を避けるため、複数の事例を一つにまとめている）：親を介護する日常に突然 COVID-19 感染の問題が浮上する。

　80 代や 90 代の両親を介護する相談者の配偶者と子ども（成人で同居している息子や娘）に PCR 検査で次々と陽性が判明し、「判明したその日」に相談電話が寄せられた。何から手を付けて良いのか分からないほど非常に混乱し、また自身の感染不安も強くなる。「もし自分も感染していたら年老いた親はどうなるか」と、感染による介護への影響に強い懸念を示した。

②　自宅療養やホテル療養での不安感や孤独感の増幅：これまで順調に社会適応してきた成人男性も非常に苦しむテーマである。感染判明後の療養期間は現在短縮されたものの、狭い閉鎖空間のなかでの長期の隔離状態に、精神的に追い詰められる人々は多い。

・事例：10 日間の隔離状態が続く療養に患者は高いストレスを経験している。管理職に就いていると思われる人でも、この「陸の孤島」のような日々に精神的に追い詰められる。安定剤の過剰摂取も散見され、もともとパニック障害のある患者は、その症状が悪化する傾向も見受けられた。感染予防の観点から療養生活の徹底（人との接触は極力限定され、狭い空間で移動も制限される環

境）のため、「気持ちがギリギリのところまで来ており、本当に辛い」と切々と涙声で訴えてくる成人男性の事例もある。過去に重篤な基礎疾患も無く健康に自信を持っていた人ほど、検査で突然COVID-19陽性が判明し、自室やホテルで監禁状態のような日々を送ることに強い不安感や焦燥感を抱いていた。同時に、そのような抑えきれないほどの感情の揺れが自分のなかに湧き上がることに、「こんな反応を自分がするのか」という困惑も経験していた。

③　職場復帰後に強まった回復への焦燥感：職場を長期離脱し周囲に迷惑をかけたという負い目から、職場への復帰を焦る気持ちは強くなる。一方で、身体の回復が思うように進まず、体力回復への期待とその実際のギャップに苛立ちを募らす相談者も少なくない。

・事例：回復に個人差が非常に大きいことを知らないために、「なぜ自分だけが思うように回復できないのか。同じように復帰した職員は仕事が出来ているのに」と劣等感や自責感、孤立感が強まり、その焦りによって身体的休息を十分取ることができないといった悪循環が生じていた。

④　周囲からの理不尽な非難による傷つきや孤立感：感染の症状（発熱、頭痛など）による身体の負担感に加え、周囲からの中傷に患者の精神状態は深刻な状況に陥りやすい。

・事例：感染流行第4波の初期は、多くの住民にとってCOVID-19は特別の疾患であった。「外」から自分たちのコミュニティに厄介な病が持ちこまれたという被害感が強まった時期でもあった。この時期には、本人や家族は感染を身内や共同住宅の責任者から延々と責めたてられ、「死んで詫びなければならないか」と泣きながら訴える相談も寄せられた。

　患者にとって感染による身体的な負担と社会の無理解や中傷は、どちらがより重い負担となるかを考えさせられる事例だった。

⑤　**遺族の深い悲しみ**：突然に患者を失ったことへの慟哭と深い悔いが語られる。

・**事例**：患者の最期に立ち会えず、病院から患者の訃報を受け取るだけの状態に、どうしても患者の死を受け入れることが出来ないという相談が複数寄せられた。この衝撃をどこに持っていけばよいのかとその混乱や戸惑いを語るとともに、「自分がもっと患者の身体の異常に気付くべきだった」「もっと自分にできることがあったのではないか」という思いを繰り返し語り、自分を強く責める遺族もいた。

　偏見・差別が渦巻いていたエイズの初期の時代でさえ、患者が死期を迎えたとき、家族は必ず傍にいることができた。この最期の場面が一挙に削り取られてしまう状況は、今回のパンデミックの厳しい側面である。

(2)「身体的」な訴え

　特に第5波以降では、デルタ変異株による感染後の後遺症の話題が増加した。患者が相談で訴える身体的な問題の3割が何からかの後遺症と思われる症状であり、その多くが倦怠感と集中力・記憶力の低下に集中していた。倦怠感もただ漠然とした疲労感というより、職場に半日いるのがやっとで、帰宅すると這うようにして寝に就くというほど激しい疲労を訴える人が多かった。そして、この倦怠感や認知の低下がいつまで続くのか、その答えを見いだせない状況に焦燥感を募らせる状況も見受けられた。

　職場復帰後も後遺症のために孤立感や焦燥感に苦しむ患者は相当数いるのではないか、ただその苦しみを声として上げづらい環境があり、患者の実情に社会は気づかないままでいるのではないかと感染者の相談を通しながら筆者は日々感じている。

(3) 労働関係（仕事・生活）

　精神面・身体面の次に多かった訴えは、仕事や生活に関するものである。

　電話相談を利用する年代が40代と50代に多い点とこの仕事・生活関連の相談件数の多さは関連していると思われる。

　男女ともに、職場復帰・その後の職場適応と身体回復（後遺症の問題も含め）が重要なテーマになっている。また、復帰にあたり、上司の誤解のために復帰時期について大きな見解の相違が生まれ、その対応に悩む相談も寄せられた。現在政府の方針として、療養は一定期間送れば自動的に解除されることになっており、PCR検査は原則不要だが、復職を希望する社員に検査の陰性証明を強く求める職場もあった。職場復帰の課題も含め、産業・労働の領域においても、正確な情報の普及は欠かせない。

（4）家庭・家族関係

　感染判明をきっかけに、夫婦関係や家族関係が悪化したという訴えも多かった。これまで良好な関係を保っていた家族が、感染判明により社会生活が大きく変容し、そのストレスで関係性が不安定になるという事例もあった。

　感染症はもともと、誰からうつされたか、誰に感染させたかというテーマと切り離せないが、それが家庭内感染となると、家族関係に微妙な影を落とすこともある。家庭内交流が活発な家族ほど、家族間の感染の可能性が高くなるという非常に皮肉な状態を今回の感染症は作り出しており、一時的にせよ、家庭内の関係が険悪になるという事態も起きている。特に、家庭内感染が子どもによって起こったとある程度特定できる時は、親を含める大人は対応に一層注意を払う必要がある。親が濃厚接触者となり、自身の仕事上の制約から感情的になってつい子どもを責め立て、子どもも泣いて詫びるという事態も生じている。感染症罹患は子どもの責任ではない。被感染にまつわる一連の出来事が子どもに外傷体験として残らないよう配慮するのが、大人の責任である。子どもへの対応についての保護者からの相談も続いているが、その際は保護者と一緒に、子どもへのより良い対応を検討するよう心がけている。

(5) 子どもと感染症、そして学校

　本節で特記したいのは、子どもへの感染症の影響である。現在、家庭内感染が増加しているのを電話相談の現場でも実感している。ウイルスの感染力が強まっているため、「家族全員が感染」の事態も確実に増加している。

　通常子どもの問題は教育の場面で発見されやすいが、今回の感染症は、一旦感染すると感染者は外部との対面での接触を断つ必要があるため、感染した子どもにどのような問題が起こっているかは非常に見えづらい。しかし、「感染症の問題は、児童や子ども、そして保護者に甚大な影響を与えている」ことを前提に、子供たちの微細な兆候にも心理職はアンテナを張りつつ、予防とケアの体制を整えていくことに留意するのは大切なことではないだろうか。特に学校と直結するテーマに、復学がある。感染した（あるいは、感染したと思われる）児童・生徒が療養を解かれた後に復学へスムーズに移行できているかどうかは、感染症による子供たちへの影響を知る貴重な手がかりがあるように思われる。

　二人の児童・生徒と電話で筆者は話したことがある。一人は後遺症の脱毛で悩む女児。もう一人は、「クラスで自分の感染が噂になっているのでは」という心配から登校を渋る生徒。特に、後者の生徒の訴えは、これまで大人が訴えた問題がある意味「純化」したような形で表現されていた。本人が語る感染への引け目、クラスで一人だけ感染してしまったという理不尽さへの怒り、「自分は周囲から白い目で見られるのではないか」という恐れやたじろぎ、「もう学校には自分の居場所はないのでは」という心細さ、長期療養のため「勉強についていけない。もう自分はだめかも」という焦りと挫折などが、成人患者が相談時に示す躊躇感や恥じらいが省略され、剝き出しの感情のままに語られた。10代前半で順応性もまだ十分に育っていないため、イライラして自室で泣き叫んだり、壁を叩いたり、一時的なパニック症状を訴えたりという形でしか気持ちを対処できないでいた。そしてその結果、不登校という形を取らざるをえない状態になっていった。また、生徒を見守る

保護者も、子どもの感染は公にしづらいため（子ども自身も感染を知られることを極端に嫌がる場合もあり）、保護者同士の情報交換や交流の機会を失い、子どもの苦しみにどう対処して良いか途方に暮れる事例も散見された。

　感染症に関する心理社会的問題は、大人でさえ深刻な精神的負担を経験するが、ほぼ同類の心理的な問題に直面しなければならない子どもたちの置かれた状況は非情とさえ思える。今回のパンデミックは児童・子どもたちにも確実に及んでいるため、私たちは「子どもと感染症」という新たな局面を強く意識しながら日々の支援に当たることが必要であるだろう。

【感染者の関係者（主に援助職）について】

　相談の2割強は、感染者と職務で何らかの関係のある人々から寄せられていた。クラスターの出た医療機関の医療保健スタッフや事務長からは、クラスター後の職員に対するフォローへの留意点の確認や、心理的支援についての連携の依頼が寄せられた。また、この関係者群のうち、約50％は筆者と同職種の心理職からの相談で、学校現場での予防啓発の発信内容の確認や、教職員への支援についての具体的な相談が含まれた。一人職場が多い環境のなかで、予防啓発のあり方や教員のメンタル面への支援について、戸惑いつつも奮闘する心理職の姿が見受けられた。今回の心理職とのやり取りは、同職種間の情報交換や後方支援の重要性を再確認する機会にもなった。

3.　支援の特徴

　全相談への対応の割合を図3で表している。ほぼ同率で、「心理的支援」、「心理教育」、「情報提供」を実施し、次に「（相談者と共に）検討」、そして「リファー（医療機関や相談機関など）」と続く。心理的支援の基本である傾聴は全ての事例に当てはまるが、ここでの「心理的支援」とは「心理的支援が重点的に必要」と判断された件である（その対象となる件数は、91件で、全件数

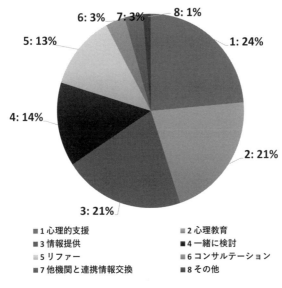

図3　対応の内訳（n=143）

の63.6％に上っていた）。対応の内訳は、「陽性者とその家族」（COVID-19感染の
影響を直接受けている群）に限定しても同じ分析結果であった。この結果は、
本電話相談の特徴を明確に示していると思われる。

　5つの支援について、感染症が及ぼす影響を踏まえながら、具体的な検討
を加えたい

1）心理的支援：閉塞感や混乱した気持ちを受けとめる場として

　療養環境は、閉鎖された空間での独居の形が多く、感染者はその環境に孤
立感や閉塞感を募らせる。周囲との接触がほぼ皆無になるなかで、成人の男
性も「精神的な限界」と訴えるほどの厳しい状況である。また、自身や家族
の感染を秘密裡にしておきたい気持ちが勝ると、心情や精神状態を語る機会
を自らが閉ざすことになり、その状態がより孤立感を深める結果にもなって

いる。相談における守秘義務の保障は、相談者へ安心感を与え、自身の心情を素直に語る機会を提供しているように思われる。また、相談者は改めて自身の感情に向き合える体験を持つことで、自分の置かれた状況を客観視する機会も得ているような印象を受ける。援助者側からの「あなたの語ることをしっかり受けとめている」というメッセージは、相談者の孤立感の緩和にも寄与しているように思われる。

2) 情報提供：個人の状況をアセスメントしつつ

「情報収集とその活用」は簡単なようで実は難しい。現代は情報過多の時代である。膨大な量の情報が瞬時に得られるが、その情報の多くは自らが取捨選択したものではなく、発信側から一方的に送られてくるもので、私たちはそれを受け身で得ているに過ぎない。

感染症の情報は、医学などの専門情報は専門家による独自の情報発信ルートを通し入手は可能だが、一般向けの系統だった情報源はあまり整備されておらず、まして日々刷新される情報の動向を一般の人々が万遍なく追うのは不可能に近い。情報入手の偏りによって、動揺や不安感が強まる結果になった人々も多い。電話相談の現場でも、本人にとって「必要」な情報が伝わっていないことを痛感する場面は多い。「今、本人にとって何が重要で安心につながる情報か」という視点に立ち、患者や家族の問題をアセスメントしたうえで、適切と判断した情報を提供することは、重要な支援の一つである。急激な症状悪化のために患者が入院し大きな混乱のなかにある家族が、現在の治療の大幅な改善を知ることで、気持ちにゆとりが生まれる可能性も十分あるのだから。

3) 心理教育：病への適応を支援し、促すために

患者・家族に、COVID-19 の特質を理解してもらい、「感染は予防しても誰にでも起こりうる」という事実を納得した上で、日々の療養へのより良い

適応を考えることができるように促していく作業は、感染症の支援のなかでも中心的な位置づけにあると筆者は考えている。感染症の特質は思いのほか理解されておらず、感染者に加害者意識あるいは被害者意識を知らず知らずのうちに植え付けてしまう疾患である。感染症罹患について、何が本人を悩ませているか、その要因を確認しつつ、本人の非現実的な思い込みやそれによって生じる自責感、罪悪感については修正や軽減を加えていく心理教育は、COVID-19 の感染者支援では最優先すべきものである。

　また、ストレスマネジメントの考え方や本人が従来活用しているコーピングスキルの強化などについても、より適切な活用について助言や提案を提供することも大切な心理教育の実践である。

4）共に考える：相談者との協働作業として

　自動的に「一般的な情報を提供する」「専門機関につなげる」よりも、「今考えられる、より良い方法」を一緒に検討していくという対応を相談者が求める場面は思いのほか多い。

　「共に考える」という取り組みは、相談者と支援者の協働作業であり、それは孤立しがちな相談者に、「共に可能性を探る機会を得た。自分は一人ではない」という手応えを提供する機会にもなっているようだ。当事者へのエンパワメントにもつながる支援とも言えよう。

5）リファー：適材適所への紹介・つなぎ

　非感染者の相談対応として、この部分は特に留意すべきアプローチである。これまでの問題行動がパンデミックによる社会状況の変化のために深刻化している場合などは、医療や福祉による継続支援が求められる。コミュニティのなかの支援機関（専門の相談機関や精神科診療の機関）への紹介は、相談者を電話相談の「その後」へとつなぐ重要な役割である。このリファーを的確に実施するためには、コミュニティの専門機関について、単に機関名・住所を

知っているだけではなく、出来れば顔の見えるつながりを持ち、紹介する際には、相談者が相談機関への受診や来談が具体的に想定できるような形で情報提供を行うのが好ましいと言える。

4.　まとめ

　過去に類を見ない速度で変化する感染症によって、検査体制や医療現場の患者受け入れ体制の課題、短期間に開発される治療・ワクチンとその接種、行動の規制と緩和の繰り返し、そしてその度に心身ともに揺れ動く日々など、これまで経験したことのない状況が私たちに起こっては過ぎていく。このような慌ただしい環境のなかで電話相談を通し相談者と向き合っていると、HIV/エイズや他の感染症と共通する問題と、COVID-19独自の課題が次々と見えてくる。その支援のあり方には、心理職が強みとする相談者への傾聴や共感とともに、新たな対応も求められている。不明な点も多い感染症への人々の生活や治療の適応を支援するためには、前述した、特に2）から5）までのアプローチ（情報提供／心理教育／共に考える／リファー）に留意し、それらの方法を上手に活用していくことが、感染症の心理臨床では求められていると考える。（注：引き続き、心理教育の重要性については、5章2節「感染症と心理臨床」で検討を加える。）

（矢永由里子）

引用文献
1）村瀬嘉代子（2005）. 電話による心理的援助の意義　村瀬嘉代子・津川律子（編）電話相談の考え方とその実践　金剛出版

5章　考察とまとめ

　総括として、本著で検討されたテーマを整理し考察を行う。

　特に、感染症と関係の深いテーマ、「スティグマ（偏見）」について、その影響を個人から感染予防対策まで広く検討する。

　感染症における心理教育の重要性について、支援のサイクルという位置づけで検討する。今後一層心理職に求められるであろう支援者支援や、災害時支援の視点の重要性、遺族のテーマも取り上げる。

【キーワード】　烙印，心理職の価値観，循環型の支援サイクル，
　　　　　　　主体性としての「知る」，アドボカシー

1節　スティグマ（偏見）と差別について

1. はじめに

1）HIV と新型コロナウイルス感染症の共通点

　HIV 感染症は、偏見・差別とともに始まった。この感染症が正式に発表されたとき、私たちは未知の病が突然に自分たちの生活に入り込んだという事態に大きな衝撃を受けた。当時、筆者は米国に滞在し、カウンセリングの実習を受けていたが、その実習先の医療現場でも、ひそひそ話のような形で、「どうもゲイの人たちの病気のようで、トイレを共有するとうつるらしい」という噂がまことしやかに流れた。その噂をしていた当人たちの不安げな表情を今でも覚えている。「わけの分からない病」に対する不気味さと、「うつる」という感染症への恐怖感が社会に蔓延し始めた「その時」に筆者は居合わせた。日本ではどうだったか。HIV 感染者についてマスコミは「黒い影」の写真を使って、その悲惨な状況を浮き彫りにしようとした。本人のプライバシーは二の次にされた。「エイズパニック」と後で言われた、国中が不安と混乱の極みを体験した社会現象である。その標的になったのが、血友病患者とその家族だった[1]。このような悲惨な社会現象を見て、多くの人々は「この病気に感染すると、世間からここまでひどい仕打ちを受ける」ということを脳裏に焼き付けたことだろう。感染症への忌避感と感染への怖れは、HIV 感染症の実態を冷静に知り、この病や病に罹患した人々を正確に理解しようとする姿勢の形成を大幅に阻止した。そして、このような一連の事象は、新型コロナウイルス感染症のパンデミックへの人々の反応とも多くの共通点を見出すことができる。

2）スティグマについて

　スティグマ、この言葉は「烙印」の意味を内包する。主観的な感情を交えてある物事が捉えられる時、その行為を「レッテル貼り」と表現することもあるが、スティグマはもっと強烈で、その人の存在自体を脅かすほどインパクトの強い意味合いを持っているように思う。ナサニエル・ホーソーンの小説、「緋文字」[2) では、不倫を働いた女性が罰として一生涯、緋色の「A」（姦淫 Adultery）の文字を服の胸に付けて生きることを命じられるが、一生消すことのできないほどの負のイメージを背負わされること、この状態にスティグマ体験は近いように思える。またそこには、社会からの追放、断絶という意味合いも重なる。誤解によるレッテル貼りの行為に対しては、そのレッテルを剥がすことである程度の解決を得るかもしれないが、「烙印を押される」というスティグマ体験は、深い心的な外傷体験となって本人を一生苦しめる可能性がある。そしてその傷からの回復には、多くの時間と労力を要する。

2. 感染症とスティグマ：決して無視してはならない課題

1）スティグマがなぜ生まれるか

　本著では、感染症とスティグマ、そして差別のテーマが全編を通して扱われている。

　スティグマ（偏見）について、北村は、「嫌悪感や忌避感などの<u>感情的反応</u>（筆者による下線）であり、感染症においては、『イメージ』による刺激によって人々の『感染』に対する警戒心が発動され、実態に対し錯覚的に蓋然性（筆者説明：ある事柄が起こる確実性）を高くみることによって、過剰な回避マインド、排斥マインドが起こる[3)」としている。そして、そのようなマインドの「暴走」が感染症に罹患した人々を攻撃の的にし、追い詰めていくと

説明している。根拠の無い、人間の主観による思い込みや否定的なイメージから生まれた強い感情、そしてその破壊的な影響力がスティグマの姿と言えるだろう。

　感染症専門医の青木は、同じく感染症医療に取り組む高山との沖縄中部病院における対談[4]の最後のところで、次のように述べている。

「感染は、偶然と考えたほうが良い」
「日本では、感染者をどうしてあそこまで責めるのか」

　ハンセン病、HIV感染症、新型コロナウイルス感染症、全ては、「特定の行動を取った人のみが感染する」病ではなく、「たまたま」という状況下で十分感染が起こりうる疾患である。もしかしたら、「あなたも、わたしも」感染する可能性は「在りうる」のだ。感染症の専門医から見れば、「いつでもどこでも起こりうる」感染症の発生について、「その人」を責め立てる態度は非常に不可解なものに映るのだろう。

　日本の社会では、感染者はまるで罪を犯した人間のように捉えられる傾向がある。「自分たちのコミュニティに、厄介なウイルスを持ち込んだ住民」という目で見られ、当事者や家族は「肩身の狭い思い」で、それこそ隠れるようにしてコミュニティのなかで生きていかなければならない。ここでのコミュニティとは、単にある一区間の場所を指すのではなく、その人が暮らす「環境と人々」を意味し、日常の生活圏から職場、学校、病院など全ての環境とそこで暮らす人々を含む。生活の基盤となる場所で、人目を避け、息を潜め日々を送ることがどれだけストレスの高いものであるかは容易に想像できる。

2）5種類のスティグマ

　NIMH（米国 National Institute of Mental Health）は、COVID-19に関するス

ティグマを5種類に分類している[5]。

①　特定の人々やその人々の属するコミュニティ（例えば、アジア系人種）に向けられるスティグマ：スティグマの対象となった人々は差別に直面する。今回の COVID-19 の発生をきっかけに、アジア人が差別の対象になり暴力事件も起きている。

②　内在化されるスティグマ：感染者自身が感染の原因は自分に何らかの落ち度があったからと信じ込む。

③　予期的に想起するスティグマ：感染してしまったら、自分も差別の対象に合うだろうという怖れから、自身の感染を伏せたり、検査受検を避けてしまう。本人の予期的不安が自身の行動を規制してしまうという事態を生む。

④　関係者が直面するスティグマ：医療従事者や感染者の家族が、感染者に身近だからという理由でハラスメントや差別を経験する。COVID-19 の患者治療に従事した医療者への偏見と差別は記憶に新しい。

⑤　自身の思いこみによって苦しむスティグマ：周囲の人々は感染者を「自業自得と責めている」と、本人（感染者）自らが思い込む。そして、感染＝悪という価値判断を自分に刷り込んでしまう。

　本著で取り上げた COVID-19 の分野の医療関係者や介護従事者に対するスティグマは、特に④が当てはまる。HIV 感染症に携わっていると、②の内在化されたスティグマの問題に苦しむ患者に出会うことが少なくない。また COVID-19 では、周囲から感染した自分がどのように見られるかを過剰に意識し（③と⑤に当たる）、その結果、社会や学校で不適応を起こす事例も見受けられる。

　ただ、多くのケースでは、この①〜⑤が混合し、相互に強化し合う形で当事者や関係者を苦しめているように思える。

　HIV 感染症も新型コロナウイルス感染症も、スティグマは人々の曖昧な知識や間違った情報による思い込みから生まれる。特に感染のメカニズム・経路が不明で予防法・治療法が確立されていない感染症に対しては、人々は本能的に恐怖感を持ちやすい。また感染者は、そのスティグマの強さから、社会から自分が「ふしだらな人間、遊んだ人間」という審判が下されるのではないか、それこそ一生消すことのできない烙印を押されてしまうのではという恐怖感を持ちやすい。感染症は、心理的圧迫感などの内的プレッシャーと、病に対する否定的な意味付けや自身の人間性への裁定という外的プレッシャーの両方を患者に同時に与えてしまう非常に厳しい病である。また外的プレッシャーには、周囲から実際に発せられる批難や中傷とともに、患者が自らかけるもの（周囲がそう見ているに違いないという思い込みや囚われなど）の両方がある。特に、周囲の目や周囲からの評価に過敏な思春期の子供たちが感染症に罹患すると、この外的なプレッシャーによる負担感が増長し、結果、引きこもり状態に陥るリスクがある。電話相談などでは、子供たちのこのような反応に、周囲の大人や本人の正確な情報不足も大きな要因として関与していると思われる事例もある。

3）スティグマと感染予防対策

　スティグマは、当事者や身近な人々を苦しめるだけではなく、感染対策の促進においても多くの弊害をもたらす。白野は、「スティグマは人々が感染症対策として取るべき診断や治療の行動への障害となり、健康問題をより深刻化させ、感染症の蔓延へとつながる可能性がある[6]」と指摘している。これは、予防とケアの対策の停滞を意味している。

　世界のエイズ対策を担う UNAIDS（国連合同エイズ計画）は、2030 年までにエイズ流行を終結に導くことを目的に、3 本の柱を中心課題に据え、それぞれの目標値がゼロに向かうよう（筆者による下線）各国の対策を促している。その柱とは、「①感染者数　②エイズ関連の死亡数、そして　③スティグマ

と差別[7]」である。重視すべき対策に、スティグマの解消を感染の収束と同列の扱いにしている点は注視に値する。現在の COVID-19 の対策に、このような感染症の基本軸がどこまで反映されているかは、甚だ疑問である。感染症の収束には、検査や治療体制の整備とともに、マリーニョが指摘する「隠された負担[8]」を強いるスティグマの部分にもしっかりと焦点づけた対策が必要ではないだろうか。

　UNAIDS は、当然のこととして COVID-19 にも言及する。「HIV からの教訓（lessons）」という位置づけで、具体的に 7 つの方策を提示し、その実施を推奨している。そのなかには、「スティグマと差別が関与する全ての課題に取り組むことや、医療従事者などのエッセンシャルワーカーへの支援と保護を実行すること[9]」が銘記されている。

3. スティグマに関連する感情：罪悪感、恥と後ろめたさ、申し訳なさについて

　電話相談を通じて電話の向こうで苦悩する当事者や家族に共通して見えてくる感情に、罪悪感、恥、申し訳なさがある。

1）罪悪感

　感染症の「うつす・うつされた」のテーマは、当事者や関係者を苦しめることはすでに多くの紙面で取り上げられているが、COVID-19 については、特に第 5 波、第 6 波での家庭内感染がこの問題の深刻さに拍車をかけている。
　高齢者が家庭内感染によって感染し、重症化した場合は死に至ることがある。この状況は、患者ももちろんのこと、高齢者よりも先に感染した家族は非常に厳しい局面に立たされる。「自分が大切な家族を感染させたのでは」という思いが強い罪悪感となり、この状態が深刻化した場合は心的外傷後ストレス障害として長期に家族を苦しめる可能性もある。また、生存者が抱く

「自分は生き残った」というサバイバルギルトという罪悪感も遺族は持ちやすい。

　HIV感染は地域の「コミュニティ」という比較的広範囲な環境で起こりやすいが、それに比べCOVID-19は、感染が「家族内」「職場内」「（学校などの）クラス内」という限定された空間と密接な人間関係のなかで起こるため、感染症独特の「うつす・うつされた」のテーマが「その場」を共有する人々の間でより直接的に、また生々しく体験される傾向にあると思われる。

　コロナの電話相談でのなかで、開口一番、「母親を殺した」と訴える中年の男性がいた。母と二人の生活を送っていたが、男性が先に感染し、家から外に出ることがほぼ皆無だった高齢の母が次に感染した。その後母の体調が急変し病院へ救急搬送されたが、その数日後に亡くなった。「自分が感染したばかりに母親を死なせた」と電話口で泣き崩れていた。「自分は母にずっと迷惑ばかりかけて、その挙句に感染までさせてしまった」と深い後悔を語り、また自身の隔離のために母の最期にも立ち会えず、後日遺骨を取りに行かなければならないと話し、自分の不甲斐なさを責めて自殺さえほのめかした。

　感染症の罹患は、「偶然に感染したに過ぎない・誰も完全に感染をコントロールすることはできない」と捉えるのが真実に近いのだが、そこに本人の感染症への誤解のみならず、長年の母子関係の問題や本人のパーソナリティの部分が混在してくると、事態の受けとめが大きく歪曲してしまい、罪悪感と自責感の高まりが患者を「自殺」というところまで追い詰めていく可能性がある。この例は極端ではあるが、家庭内感染が引き起こす罪悪感とその影響の深刻さを示唆する一つの事例であるように考える。

2）恥・後ろめたさ

　感染症そのものは、「一つの病」として中立的であるべきだが、これまで述べてきたように、負のイメージの「恐ろしさ・忌み嫌うべきもの」がしっ

かりと付着し、そこから引き起こされる感情反応が、病そのものだけでなく、その病を持つ人へも同時に向けられる。

　スティグマの内在化には、この病を持つ人へ向けられるスティグマが前提としてあり、社会（外部）から発せられるスティグマを、本人が内部に取り込むことで内在化が起こる。外部からスティグマが強ければ強いほど、患者が取り込むスティグマは強烈になり、本人の自己イメージにも多大な損害を与える。カヴァレラは、「スティグマによって生まれる恥という感覚は、自己価値の低下や劣等感、無能力感を引き起こし、結果として本人は社会からの逃避や引きこもりという行動を取る[10]」と述べている。具体的なスティグマを経験していなくても、患者は「自分がそう思われているに違いない」という思い込みによって、精神的窮地に立ち、受療拒否や不登校、出社拒否という行動が現れる場合もある。

　あるHIV感染者は、病名が判明した時にクリニックの医療従事者から投げられた「まるで恐ろしいものでも見るかのような視線と患者を全否定する態度」によって、「HIV感染症とはそれほど忌み嫌われるもので、その病気を持つ自分は社会のなかに存在してはならない」ということを痛切に感じ取り、その直感的受けとめが信念にも近い形で固まっていくプロセスのなかで本人の自己評価は低下していった。周囲からの強い勧めで治療のために受診しても、本人からは「こんな恥ずかしい自分だから」という自己卑下の言葉が何度も発せられた。治療やケアを受けるに値しない人間と、一時期医療から遠ざかったこともあった。この強固に築き上げられた恥の意識を和らげるには、医療スタッフがチームとして連携しながら根気強く関わる数年の年月が必要だった。

3）申し訳なさ

　スティグマに関連する主な感情として取り上げられるのは、罪悪感と恥だ

が、COVID-19 専用の電話相談で当事者は頻繁に「申し訳ない」という言葉を発する。この感情は罪悪感や恥の意識とも関連するが、非常に日本人独自の反応のようにも思われる。多くの当事者は「申し訳なさ」を、「感染したことで、周囲に迷惑をかけてしまった」「一日でも早く職場復帰したい」「復帰したが思うように仕事ができず、同僚に迷惑をかけている」という文脈のなかで表現するが、その気持ちには、自身の属する共同体である組織への配慮が強く働いていると受け取ることもできる。しかしその一方で、この感情が強すぎると、ブーメランのように「強い自責感」として本人に返ってきて、それが本人一層を苦しめるという流れも生まれているように思われる。非常に稀なケースであるが、過剰な「責任感」が当事者を精神的にぎりぎりのところまで追い立て、自死という行動へと発展するリスクも見受けられた事例もある。

　電話相談に、「自宅療養中に私がずっと苦しんでいたのは、『申し訳ない』という気持ちだった。一度この感情を整理してみたい」という相談が寄せられた。本人は家族全員の感染による自宅療養を終了し、数日中に社会復帰の予定だったが、療養中にずっと持ち続けていた「申し訳なさ」について、一度この感情を見つめなおし、これが自分特有の偏った感情なのか、それとも感染者に共通する思いなのかを確認したいと語る。相談のなかで、周囲への気兼ねや不在中に職場に迷惑をかけたことへの引け目や詫び、罪悪感などが入り混じったものが、「申し訳なさ」として本人のなかに現れてきたことに改めて気づき、気持ちの整理が本人なりにある程度進んでいったようであった。

4.　支援について：私たちにどのような対応が可能か

　ここでは対象を、個人とコミュニティの二つに分けて考えてみたい。

1）個人への支援について

（1）感染症を病の一つへと戻す

　私たちは、今一度、感染症を元の「あるべき姿」、すなわち病のなかの一つへと戻す作業を感染者と共に行うことが求められている。これまで供述してきたように、「感染症」にはスティグマによって様々な否定的イメージが固着している。そして、患者は、病そのものよりも、周囲からの「感情反応[3]」によって、存在そのものに脅威に感じる経験をする。心理職が患者を前にして行うべきことは、この根拠なき多種多様の否定的イメージを払拭し、感染症を従来の「病」の位置へ差し戻すことである。そして、患者を「病を持つ者。その病がたまたま感染症であった」という従来の「病と患者間のあるべき姿」へ置き換える努力を行うことである。カウンセラーが患者に対し、「一つの病に罹患した一人の人間」として向き合うときに、スティグマによる「社会的苦しみ[11]」を背負う患者は、その荷を置いて感染症を一定の距離を置いて見つめなおす機会を得るだろう。そして「病と病者である自分」について新たな視点で捉えなおすことで、感染症罹患の体験を客観的な枠組みで再認識していくことにつながるように思う。その過程において、患者が従来持っていた力や個性が徐々に賦活化され、病への再適応への道筋が徐々に見えてくるように思われる。

（2）心理職が自分を振り返る

　スティグマに苦しむ患者にカウンセラーが繰り返し丁寧に伝えるべきは、「感染は、あなたのせいではない」という言葉だ。この事実を淡々と伝え、患者に感染症という病は「偶然」起こるものであり、「誰が感染してもおかしくない」ということを明確に認識してもらえるよう繰り返し働きかけることが肝要である。そのためには、カウンセラー自身が「感染症という病」をどう捉えているか、感染症への自身の怖れやスティグマはどのようなものか、

修正すべきところはどこかなど、感染症を自身のテーマとして引き付けて振り返ることが必要である。クライマンは、患者と関わる専門家には、「スティグマと羞恥心に対する鋭い感受性が必要不可欠である[11]」と指摘している。恥ずかしい話だが、筆者も HIV/エイズ臨床を始めた当初、マスコミが作った「（黒い影で塗られた）エイズ患者」に強い影響を受けた。そして、患者を前にしたときに、自分で勝手に作り上げたエイズ患者のイメージが実際の HIV 感染者と大きくかけ離れたものであったこと、そして無知であることがいかに実態を歪め、自らが作った虚像に自分が怖れるという愚かなループに入っていたかを強く実感した。

2）患者を取り巻くコミュニティへ対して

　感染症への取り組みは、本人、家族への支援だけでは不十分で、当事者の生活圏とそこで暮らす人々に対する感染症への予防とケアの働きかけが必要不可欠であることを、今回の COVID-19 は私たちに明確に示している。

　感染者は一定期間の療養が解除されると、「元の」場所へ戻っていく。それが「復職」であれ「復学」であれ、慣れ親しんだ場所と人間関係のなかへの「これまでと同じような形」で戻ることを期待する。しかし、感染症と感染者への誤解にもとづくスティグマがコミュニティのなかに席巻していると、当事者は元の「居場所」を見出しづらく、また自身のなかの生まれたスティグマ（「白い目で見られるに違いない」という思い込みなど）とコミュニティのスティグマが相まって、本人の復帰への大きな障壁になる可能性もある。

　児童や生徒、学生の環境の整備は必須であり、その点については別章ですでに論じられている。予防とケアの両方の観点から、感染症に関する基本知識と、「感染は誰にでも起こりうる」「療養後はウイルスは身体から無くなっているので、今の状態が周囲に感染させることはない（注：本人が再び感染すれば、周囲への感染も起こりうる。この文言は、療養直後の状態のみを説明している）」の二点を明確に伝える必要がある。この働きかけは、感染が判明した

子供たち自身の混乱悪化を未然に防ぐ（筆者による下線；以下同様）と同時に、同級生や友人が感染について冷静な態度を保つことによって当事者の復学時の環境を整備するという二つの目的を持っている。また、保護者にも同様な働きかけが重要で、家庭と学校で COVID-19 に対する共通認識と共通展望を持つことは肝要である。

　HIV 感染症の分野では、コミュニティへの働きかけは当事者を中心とした NGO/NPO が活発に活動を展開し、感染予防と治療への促しを積極的に進めてきた。市川は、長年のコミュニティにおける HIV の取り組みについて、「ピアの視点を持つ当事者による啓発・支援が有効である[12]」と指摘しているが、COVID-19 では、ネット上のつぶやきやインスタグラムでの共有レベルで留まっている。患者や濃厚接触者が隔離状態になり、本人たちの声を結集する場を作りづらいこともその一因となっているだろう。声なき声をどう聞き取り、集約し、そして社会へ発信していくかは今後の大きな課題である。

5. まとめ

　感染症は、身体領域の数ある疾患の一つという位置づけには収まりづらい。人々の強い否定的な感情が付加され病のイメージだけが先行し、その病を持つ患者は社会の不条理な価値観によって裁かれ、人間としての価値そのものに大きな損傷を受けるリスクを抱えている。

　実名を公表し、薬害エイズの裁判を闘い抜いた石田吉明さんの言葉に、「病者が病者でいられる社会を[13]」がある。

　エイズパニックを引き起こした偏見と差別を一身に受けながら、毅然と社会の不条理と闘い続けた石田さんが発したこの言葉は心に重く響いてくる。感情に振り回され根拠も無しに作り上げられた虚像はいらない、一患者として、そしてひとりの人間として、堂々として生きていける、そのような社会

であって欲しいという願いがひしひしと伝わってくる。HIV 感染症に苦し
む患者から投げかけられたこのメッセージは、今、COVID-19 からまた新た
な形の問いかけとして私たちひとり一人に投げかけられているのではないだ
ろうか。心理職として、また社会に生きる人間として、それぞれが答えを見
出していくことが求められている。

（矢永由里子）

引用文献

1) 石田吉明（1994）. エイズを生きる　解放出版社

2) N. ホーソーン　小川高義（訳）（2013）. 緋文字　光文社

3) 北村英哉（2021）. 差別や偏見はなぜ起こるのか　保健師ジャーナル, 77（1）, 12-
18.

4) 青木眞・高山義浩（2020）.【対談】青木眞×高山義浩（後編）沖縄県立中部病院
https://chubuweb.hosp.pref.okinawa.jp/covid19/aokitakayamatalk2/（2022 年 1
月 13 日取得）

5) National Institute of Mental Health. COVID-19 Stigma https://www.nimh.nih.
gov/about/organization/dar/covid-19-stigma（2022 年 2 月 22 日取得））

6) 白野倫徳（2021）. 感染症のスティグマ・セルフスティグマ—エイズと
COVID-19 を中心に—心と社会, 52（3）, 84-89.

7) Joint United Nations Programme on HIV and AIDS（UNAIDS）（2020）.
Chapter 1: Advancing toward the three zeros. 2020 Global AIDS Update-Seizing
the Moment- Tackling Entrenched Inequalities to End Epidemics, 41-65.

8) Marinho, G., Peta, J., Pereira, J., Marguilho, M.（2021）. COVID-19 Stigma.
European Psychiatry, 64, S267.

9) Joint United Nations Programme on HIV and AIDS（UNAIDS）（2020）. Rights
in the time of COVID-19-Lessons from HIV for an effective, community-led
response-.

10) Cavalera, C.（2020）. COVID-19 Psychological implications: The roles of shame
and guilt. *Frontiers in Psychology*, 11, 1-4. doi:10.3389/fpsyg.2020.571828

11) A. クラインマン　江口重幸・五木田紳・上野豪志（訳）（1996）. 病いの語り
誠信書房

12) 市川誠一（2021）. 感染症との共生を考える—エイズにおける偏見・差別と
"Living Together" による啓発から　保健師ジャーナル, 77（1）, 19-24.

13) 石田吉明（1996）. 石田吉明写真集　太陽美術印刷

2節　感染症と心理臨床

　本著では、HIV 感染症と新型コロナウイルス感染症を中心に、感染症への心理臨床の実践や課題について検討してきた。ここでは、これまで取り上げた感染症における心理臨床の総括として、心理臨床のあり方を整理し、新たに加わった視点やアプローチを確認していきたい。

1. 予防とケアを目的とした心理教育の役割を、循環型の支援サイクルのなかで再考する

1）感染症の心理臨床と従来の心理面接の共通点

　感染症における心理臨床の基本は、私たちが従来の心理臨床の場で重要視するものと同じであると考えている。患者の身体〜心理〜社会的側面の丁寧なアセスメントをもとに病への適応を支援することは、感染症の心理臨床でも中心的な取り組みと考える[1]。特に、COVID-19 ではかつて無いほど広範囲にわたる影響を社会全体に及ぼしており、その結果、精神疾患の重篤化を招いている。また感染が要因となる精神疾患の併発の報告も相次いでいる[2]。感染症におけるメンタルヘルスは喫緊の課題である。

2）心理教育の位置づけ：感染者支援や感染予防のなかで

　一方で、感染症へのアプローチには、「予防とケア」を念頭に置いた心理教育の取り組みが外せない。人々の感情的、主観的な受けとめが実態から大きく乖離した疾患は、罹患した患者へ暴力的とも言えるほどの激しい脅威を与える。またそのような否定的イメージは、予防を行動に移す動き（例えば、

検査受検）への大きな阻害要因にもなる。

　本著では心理教育の実際を、HIV 検査相談や COVID-19 の電話相談で取り上げた。検査を受検する人や受療中の患者や家族に対し、感染症の実態や症状、日進月歩で進化する予防法や治療法、そして感染症との付き合い方や療養への日々の適応を中心とした心理教育は欠かせない。このような心理教育の有効性については、統合失調症の再発予防における研究ですでに実証されている 3）。

　感染予防の心理教育では、「予防とは、感染リスクをなるべく低減する取り組みである」ことを明確に伝える必要がある。感染を 100％防げる方法は存在しない。どうすればリスクを低減できるかに焦点づけることがより現実的な対応である。これは、薬物依存の「ハームリダクション」にも類似している。ハームリダクションとは、健康被害やリスクをもたらす行動習慣に対し、個人ができることからリスクを減少させていくという段階的な解決方法で、公衆衛生上の重要な介入アプローチである。私たちは得てして早急に問題を解決しようとするが、感染症への対応では、「やれることを、ひとり一人が試みる。その少しずつの努力や我慢の積み重ねが、感染の拡がりを緩やかにし、最終的にはパンデミックの収束につながる」という考えに重きを置く。このリスクリダクションについては、1 章 3 節で岩室が公衆衛生医の立場から説明を加えている。「あなたにとって今日から行動可能な予防を一緒に考える」心理教育は、感染症では中心的アプローチの一つである。

3）心理教育と循環型支援サイクル

　感染症に伴う支援の実際から、心理教育の役割について考察を加えたい。4 章で、電話相談における具体的な対応には、心理的支援を基盤にしつつ、「心理教育」、「情報提供」、「共に（次を）考える」、「リファー」があると述べたが、これらの 4 つのアプローチはそれぞれ単独に機能しているのではなく、互いにつながりあって支援のサイクルの輪を形成しているように考える。

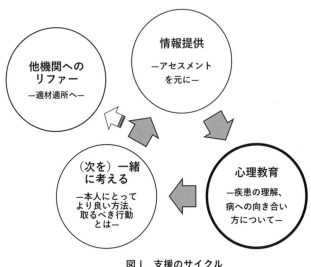

図Ⅰ　支援のサイクル

HIV 検査相談の受検者に対してもこの4つの対応を実施しているが、今回、COVID-19 に関する電話相談における心理臨床では、この4つの対応の連動性が明確になってきた。

　このサイクルを図1に作成した。相談者の感染症に関する理解度やニーズをアセスメントしながら 情報提供 を行い、そこに、相談者が感染症の問題と向き合いやすいような 心理教育 も添える（本人の思い込みや誤解の解消、スティグマへの対処などもここに入るだろう）、そして、相談者の抱える特定の課題への解決に向けて具体的にどのようなステップを踏んだら良いかを 共に考える 。同時に、専門的な支援が必要と思われる場合は リファー を心がける。もしこの一連の支援のなかで情報追加が相談者に必要と判断したときは、再び 情報提供 を行い（最初に戻る）、その情報に添って 心理教育 も配慮するという循環型の取り組みである。

　このよう支援の連動性を意識することで、相談者それぞれの問題に丁寧に向き合い、「共に問題に取り組む」機会を提供し、引いては相談者の孤立感

の緩和にも寄与できるのではないだろうか。基本的な心理的支援に追加される これらの支援のあり方は、感染症ではもっと強く意識されるべきであろう。

　痛ましい事件（感染者が精神的に追い詰められ、乳幼児を残して自死に至った）を、筆者は少なくとも２例は知っている。感染者は、過度の責任感によって、周囲に感染させたのではという不安と罪悪感が募り、閉ざされた空間のなかで孤立し、自身を追い詰め、自死に至った。感染への予防と治療の可能性が大きく広がりつつあるという医療上の希望、周囲への感染は必ず起こるものではないこと、感染が起こったとしてもそれは偶発的な出来事で本人が責められるべきことではないことなどを、明確な言葉で説明できる機会があったなら、また思い込みの原因となった誤情報を丁寧に訂正しつつ、ぱんぱんに膨れ上がった恐怖感と混乱とパニック状態を少しでも緩和し、「次の一歩」を一緒に考えることができたら、もしかしたらその死は防げることが出来たかもしれない。防げる可能性のあった悲劇を防ぐことが出来なかった無念さは今も筆者のなかに在る。心理教育も含めた心理臨床の機能を今後一層高め、相談の場に臨みたいと願っている。

2. パンデミックによる災禍への緊急支援から、その後の中長期視点に立つフォローまでの幅広い支援を意識する

1) パンデミックは災害であるという位置づけ

　COVID-19 のパンデミックとその支援については、「災害とその対応」という括りで様々な検証が行われている。赤星は、「感染症パンデミックという病と大震災という自然災害は、その発生や特質は異なっても、突然の大規模災害と甚大な被害という点では共通している[4]」と指摘しており、実際に COVID-19 に対し、過去の大震災時での災害医療の原則がより発展した形で実践されている。

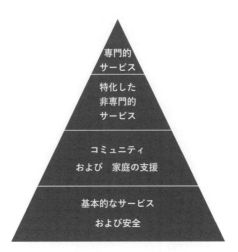

図2　災害・紛争等緊急時における精神保健・心理社会的支援に関する IASC ガイドラン
IASC Guidelines on Mental health and Psychosocial support in emergency settings

　また、COVID-19 によって心身に多大な影響を受けている人々、特に精神
疾患を持つ人々とその家族に対しては、災害時のメンタルヘルスの活用が注
目されており、WHO（世界保健機構）は、緊急支援として、サイコロジカル・
ファースト・エイドの積極的使用を推奨している[5]。

　サイコロジカル・ファースト・エイドの概念に添って、IASC（Inter-Agency
Standing Committee（機関間常設委員会：国内外の人道支援関連機関を束ねる組織）
は、災害・紛争等緊急時における具体的な精神保健・心理社会的支援に関す
るガイドラインを明示している。その内容を図式したものが、図2である。
この図を目にされた方は多いだろうが、以下、簡単に説明を加える。

　ここでは、支援への4つの層それぞれへの具体的働きかけへの重要性と、
「全ての層が並行して実施されること」、「それぞれの層に関わる支援者が相
互に連携すること」を強調している。また、災害への支援対応を時系列で押
さえることの重要性を指摘しており、災害直後の被災者のニーズは安全・
食・身体的医療など生存に必須な部分であるため、そこを最優先すべきとし

ている。図の基底のところの「基本的サービスおよび安全」がその部分に当たる。その後は被災後の経過とともに、被災者のニーズは精神保健の部分に拡がり、「特化した非専門的・専門的サービス」の介入も重要になってくる。

　緊急時の支援に入る際は、現場の状況をアセスメントしつつ、支援についてはこの図をイメージして自分たちの支援の位置づけを確認していくことで、より適切な対応が可能になると思われる。

2）COVID-19、その独自な災禍について

　今回のパンデミックについて、現場の保健師と話した時に彼女が呟いた言葉が忘れられない。「災害って、普通、期限はある程度限られているし、そのなかで何をすれば良いかを考えますよね。でも今回のコロナはいつ終わるかわからない災害がずっと続いている感じがする……。」

　従来の災害のイメージは、その規模に関わらず、単発で起こるものという印象がある。地震は余震も含め、週単位で「取りあえず」落ち着き、災害被害への修復へ私たちは時間とエネルギーを注ぐ。また、感染症でも HIV/ エイズの場合は、その被害は世界規模だが、感染の伝播では一つの大きな波が40 年間という長いうねりとなって続き、その間に治療や予防体制が整ってきた。現在、このうねりが収まる予測も立てられるようになり、エイズとの共存も現実味を帯びてきている。しかし COVID-19 は、感染の周波は非常に短く、また感染力は感染流行の波の度に強力なっている。一つの波をようやく乗り切ったかと思う間もなく、次の波が様相を変えて到来し、コロナ禍という災害をずっと「慢性的に」経験しているような状態である。

　「災害の慢性化」とは、私たちがこれまで経験したことの無い事態である。「先が見通せない」「次々と待ったなしで押し寄せてくる感染の波と繰り返す自粛の日々」は、私たちに徒労感や焦り、時には無力感を生み出す要因にもなる。

　阿部は、過去の自然災害と今回のパンデミックの違いを次のように指摘し

ている。「天変地異に起因する災害では、危険は天気や地球活動であり、人は被害を低減し、復興を促進する大きな支えとなる。おのずと人は肩を寄せ合い助け合う。しかしウイルスや細菌によるパンデミックは、他者と自分を危険源に変えてしまう。よって社会的距離（social distance）を取ることが大切な支えとなる。（一部省略）感染症による災害は、社会を分断し、人と人との間を遠ざけてしまうという、天変地異とは異質な災禍をもたらすものである。6)」　筆者も、今回の感染症の特徴であり私たちが最も留意すべき点として、「人と人との関係性の disconnection（遮断、断絶）」を1章で挙げた。私たちが思い描くこれまでの「災害」は、その破壊力によって人々の生活は根こそぎに失われるが、だからこそ助け合うという動きが自ずと生まれてきた。しかし今回の災害は、前述のスティグマも大きな要因となって、感染者と非感染者の間に深い溝を作る。心理職も支援に当たる際には、この感染症ならではの復興のテーマや心身の回復へのハードルを忘れてはならないだろう。本著の3章でも、COVID-19による突然のパンデミックがいかに医療現場に影響を与え、その厳しい実態のなかで心理職が実際にどのような支援を試みたかが具体的に記述されている。このような感染症による災禍を意識したうえでの取り組みが今後も蓄積され、「感染症による災害時の心理支援のあり方」が体系化されることを期待している。

3）災害後の中長期的な視点でのフォローについて

何度も繰り返される感染の波で、いつを持って「災害後」と言うかは非常に難しいが、最終的には幾つかの波を繰り返しながらパンデミックは徐々に収束へと向かうだろう。私たち心理職が注目すべきもう一つの点は、その収束の部分である。

図3は、大塚・酒井による東日本大震災における被災地ケアについて、初動から復興時期までの3時期における対策が図式化されたものである。この図のポイントは、ケア体制を中長期的視点で捉え、それぞれの時期の特徴と

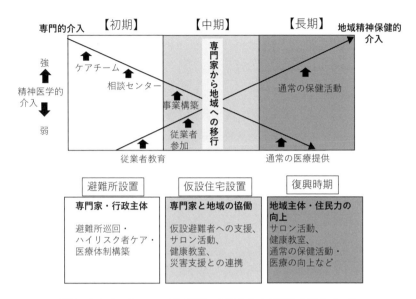

図3　こころのケアのモデル構築—初動から中長期的支援まで— 8)

その特徴にもとづいた支援のあり方を明示しているところである。震災直後の被災者の状況に応じて、危機介入としての専門職の教育から、地域の再構築、そして通常の地域保健医療活動へと取り組みが移行し、それぞれの時期の主軸となる地域活動も異なることを示している 7)。この図は、筆者も被災地に入る際、復興の長期に亘る移行の流れのなかで、今どこにいるか、何を中心に活動を行えば良いかを検討する上で非常に役立った。活動上の地図として活用させてもらったように思う。このような中長期的対策の視点は、今回のパンデミックの収束時の対応を考える際に役立つものと思われる。

　人々の心理的な反応は出来事の発生時から遅れて出現しやすい。災害の最中や直後は、生命に関わる出来事や生活基盤の立て直しに全神経を集中するため、心理的には緊張状態が続く。サイコロジカル・ファースト・エイドの支援はこの時期に効力を発揮する。しかしその後、社会が惨事による非日常から徐々に日常の生活を戻り戻し始めたときに、被災者のなかにこれまで気

づかなかった、あるいは意識・無意識的に避けてきた様々な感情や心理的な外傷が次々と表面化してきやすい。また、災害による経済的圧迫や失業による生活困窮や喪失体験がジワジワと実感を伴って経験されるようになるのもこの時期である。

　心理職は、このような災害の一連の経過を意識しつつ、時差を伴って現れる被災者の心理的な課題をある程度予測しつつ、症状発現への細やかな観察と支援の準備を事前に整えることが重要であろう。それこそ、心理職の強みである「プロセスに焦点づけた視点」がここに活きてくる。

　4章の教育の部分では、児童、子どもと若者に関する感染症のテーマについて検討が行われた。特に児童・子どもは、家庭という閉鎖空間のなかで大人のストレスを直接的に体験し、二次的被害も受けやすい。本人自身もパンデミックによる環境や対人関係の大きな変化に戸惑いや混乱も経験している。田中は過去2年間を振り返り、「子どもたちがコロナ禍で様々なストレスや不安を経験している。また、現在症状の無い子どもも感染が落ち着いたときに心身の不具合が出る可能性がある [8]」と指摘している。

　感染症と教育については、学校現場で子どもたちが災害「後」にどのような症状を呈するか、それが子どもの発達にどう影響を及ぼす可能性があるかについて、心理職が長期的視点で検討を続けていくことが求められているように思う。

3. 支援者支援を発展させる

1) 支援者支援と医療の現場

　支援者支援は、チーム医療の一環である。患者への個別支援の他に、全人的ケア（生物〜心理〜社会〜スピリチュアル）を行うには、心理職と他職種との連携は必須であり、その活動のなかで医療従事者のメンタルケアに関わることも少なくない。

　特に今回のパンデミックによる医療従事者のメンタルヘルスは、「メンタルクライシス」と呼ばれるほど甚大な影響を受けている。太刀川は、「その背景に惨事ストレスとモラル・ディストレス（distress: 苦悩）がある[9]」と指摘する。医療者にかかる特有の惨事ストレスとして、義務としての活動、職業意識、連続勤務、活動資源の制限、社会的役割期待、予期せぬ批難・中傷が含まれると述べている。また、モラル・ディストレスとは、個人が組織の結論に強制的に従った行動のジレンマで生じる心理的ストレスであると定義づけている。患者が急増した際の「命の選択」の問題などは、このストレスにつながるテーマである。

　また、今回の感染症は感染力の強さから数多くの職場クラスターを引き起こしている。職場は人員確保やマネジメントが喫緊の課題となり、職員全体に混乱が生じている。医療従事者のなかには、自身の感染や濃厚接触者と指定されたことで自宅・ホテル療養を経験する者も多く、援助者であると同時に感染者であるという、これまでの感染症の医療現場ではあまり経験されなかった医療従事者の厳しい状況も数多く発生している。

　医療従事者とメンタルクライシスについては、3章に具体的な支援の取り組みが報告されているが、前例のない状況のなかでの心理職の奮闘には頭が下がる。グリーンバーグは、「COVID-19下の職員のメンタルヘルスの維持には、現場の上司による明確なコミュニケーションの働きかけやスタッフが安心して自分たちの感情や状況を語る場の提供が重要[10]」と論じているが、そのような役割を期待される上司を支えていくことも心理職が貢献できる貴重な働きかけであろう。今回のパンデミックによって、支援者支援の重要性が浮き彫りになったとも言える。

2）支援者支援と教育の現場

　教育の現場もCOVID-19の影響を直接受けており、非常に厳しい状況が長期に続いている。特に第5波以降は子どもに感染が拡がっており、学校の

クラスターも相次いて発生している。堀は、教諭のメンタルヘルスについて、「学校の労働環境は今回のパンデミックの前から深刻であり、苛烈な環境は心身に悪影響を与えている[11)]」と述べている。そこに、COVID-19 という目に見えない不可解な疾患が入ってきた。それまで学校ではインフルエンザが唯一本格的に扱った感染症であり、その守備対応はワクチン接種という限定的なものであった。今回のパンデミックは全ての子供たちに関係する初めての感染症であり、その強大な感染力や感染の影響力に、深刻な衝撃と戸惑いを覚えたのではないかと推察される。

　筆者の経験から、今回のパンデミックの対処で最も厳しい分野は教育現場ではないかと思っている。学校には幅広い年代の子どもたちが在籍するが、感染症理解は年代によって大きく異なる。また子どもの背景の家庭事情も様々で、感染症対策を進めるうえで、多様な子どもと保護者に対しどのようなメッセージを出していくか、それだけでも大きな課題である。例えば行動制限一つを取っても、小学校低学年の子供たちへのマスク着用の注意喚起は難しい。友だちとの遊びに熱中していれば予防の意識は消えてしまう。また、感染症のケアに関しては、感染が陰転化した子どもの復学をどうすればスムーズに進めるかも喫緊の課題である。前章で述べたように感染症とスティグマの問題から自宅療養後に復学を躊躇する子どもたちもいる。

　ディーカーは、コロナ禍の子どもと若者のメンタルヘルスについて、保護者を支え子どもの環境を守るプログラム（HEY BABY プロジェクト、UPRIGHT プロジェクト）に触れながら、「子どもとその家族へのサポートの有無が、子どものコロナ禍によるメンタルヘルスに大きな差を生む[12)]」と述べている。子どもの回復を検証した UPRIGHT プロジェクトでは、特に児童にとって、家族、あるいはその児童を主に世話する人（primary caregivers）の存在が非常に重要であると結論づけている。興味深いのは、レジリエンスについて子どもが学習することは可能であるが、その学びの機会は、深刻な問題に遭遇する前（筆者による下線）に提供すべきと供述している

点である。「先を予見して」の予防的支援のあり方を示唆するものである。このような子ども・若者の現状を踏まえたプログラムが、日本でも早急に展開されることを期待する。

　パンデミックによる子供たち、そして親への影響を細やかに観察し支援を模索する役割は、感染症による日常業務の負担が加速する教員には非常に荷が重い仕事である。学校における子供たちの発達や家族背景に応じた丁寧な予防とケアについては、心理職も教員と分担しつつ取り組んでいくことが感染症対策の一つのポイントとなるのではないだろうか。

　パンデミックは、教員も感染の対象になる。教師という職業の社会的期待から、教員が学校の最初の感染判明者になった場合、自身の感染について強い自責感を持つ場合も多い。あるいは、「子どもたちや同僚に感染させたのかもしれない」という不安と罪悪感から自身を追い込む事例もある。学校での感染の拡がりのなかで、教員のメンタルケアの重要性は一層増しており、心理職の働きかけは不可欠であるように思える。

3）支援者支援と心理職

　パンデミックへの長期的な対応に心理職も心身の疲労が蓄積している。また、自身が感染し、厳しい療養生活を経験したり、後遺症に悩む人がいることは想像に難くない。「コロナと心理職」の多くの論調では、心理職はあくまで「支援をする側」と想定されているが、当然のことながら心理職自身も感染被害に逢うリスクはある。

　その場合は、感染者や患者を支援する際に伝えるメッセージを自分に投げかけ、自身のメンタルケアを意識して実行してもらえたらと思う。私たち援助職も、自分が元気でいなければ人の悩みを受けとめることは難しい。周囲に支援を求めながら、自分が楽になる方法を見出しながら焦らずに療養や回復の時間を過ごしてもらいたい。

4.　患者の最期と遺族に注目する

　感染症と心理臨床の最後に、COVID-19における患者の最期と残された遺族について言及したい。ここで敢えて触れるのは、このテーマがこれまでの感染症では類を見ないほど深刻であるためで、心理職としてぜひ注目してもらいたいと考えたからだ。

　治療の開発と進展によって、医療現場での患者の重症化は減少傾向にある。しかし、感染力の強まりを受け、感染者数は増加し、その結果死亡者数は激減していない。電話相談でも、家族やパートナーから急変した患者への対応について相談が続いている。感染力の強さから、これまで当たり前であった入院中の重症患者への家族の行動は大幅に規制される結果になった。患者への面会はほぼ不可能になり、患者の様子を知る機会は制限され、家族ができることは、主に病院からの電話を「待つ」ことだけになっている。その電話とは「何かあったら（急変したら）連絡する」というもので、患者の状態悪化の知らせを意味している。そして知らせを受けて病院に駆けつけると、患者は人工呼吸器や人工心肺装置（ECMO）を装着し最後の交流が難しい状態であったり、最悪のケースではすでに亡くなり遺体との対面の場合もある。髙橋は、このような喪失の体験を「あいまいな喪失 13)」と呼んでいる。患者の最期の場面を家族やパートナーが共有できるかどうかは、その後の遺族の心理的な面へ大きく影響を及ぼす。

　現在、「最期は家で」と在宅医療を希望する家族も増えてきていると言う。患者の介護が可能な家族であれば、そしてCOVID-19の患者の在宅医療を提供できるクリニックが地域にあれば、それも大切な選択肢の一つであるだろう。

　患者の最期と遺族のテーマに直接関わる心理職は少ないかもしれないが、感染症の及ぼす新たな局面について理解を深めてもらえればと思っている。

（矢永由里子）

引用文献

1）矢永由里子（2018）．身体医療と心理臨床　矢永由里子・小池眞規子（編）がん
とエイズの心理臨床―医療にいかすこころのケア―　創元社　pp.1-8.

2）太刀川弘和（2021）．COVID-19 関連メンタルヘルス−全国調査結果から　日本医
師会雑誌, 150（6）, 973-977.

3）Bighelli, I., Rodolico, A., Garcia-Mieres, H., Pitschel-Walz, G., Hansen, W-P,
Schneider-Thoma, J., ... Leucht, S.（2021）．Psychosocial and psychological
interventions for relapse prevention in schizophrenia: a systematic review and
network mete-analysis. *Lancet Psychiatry*, 8, 969-980.

4）赤星昂己・近藤久禎（2021）．COVID-19 パンデミックと災害医療の戦い　公衆
衛生, 85（11）, 757-761.

5）Minihan, E., Gavin, B., Kelly, B. D., McNicholas, F.（2020）．COVID-19, mental
health and psychological first aid. *Irish Journal of Psychological Medicine*, 37（4）,
259-263.

6）阿部恒之（2021）．コロナ禍は分断する災害である　心と社会　52（1）, 56-61.

7）大塚耕太郎・酒井明夫（2021）．岩手医科大学における被災地ケア：中長期的対
策に向けて　精神神経学雑誌, 114（3）, 211-217.

8）田中恭子（2022）．2 年分のストレス　心身に影響　朝日新聞 2 月 27 日朝刊

9）太刀川弘和・安部秀三（2021）．災害時における医療従事者のメンタルクライシ
スとケア　日本精神病院協会雑誌, 40（12）, 6-11.

10）Greenberg, N., Docherty, M., Gnanapragasam, S., Wessely, S.（2020）．
Managing mental health challenges faced by healthcare workers during
covid-19 pandemic. *British Medical Journal*. doi:10. 1136/bmj.m1211

11）堀大介（2021）．コロナ禍における小中学校の先生のメンタルヘルス　心と社会,
52（1）, 62-69.

12）Deeker, W.（2022）．The COVID generation: the effects of the pandemic on
youth mental health. *Medical Press* http://medicalxpress.com/news/2022-01-
covid-effects-pandemic-youth-mental.html

13）髙橋聡美（2022）．コロナ禍におけるあいまいな喪失　心と社会, 53（1）, 103-
108.

3節　まとめ　その1　「正しく知る」ということ

1.　はじめに

　本節では、感染症の対応の要となるものについて最後に考えてみたい。すでに本著のなかで幾度となく触れられている内容であるが、ここではより具体的に検討を加え、この対応のポイントを私たちが意識して活用できるよう、そして、次のパンデミックに向けて一層取り組みを強化していけるよう、その道筋を明確につけたい。

「正しく知る」

　「感染症への対応で、何が最も重要なポイントか」と尋ねられたら、筆者は迷わず、上記の言葉を挙げたい。

　HIV感染症の医療や検査相談に従事し、COVID-19に関するメンタルヘルス支援に関わるなかで、いかに偏った情報や無知、無関心が、感染症を実態とは大きくかけ離れた、まるで恐ろしい魔物でもあるかのようなものへと造り上げていったかを実感している。そしてその科学的根拠のない漠然とした一塊のイメージが、人々に感染症への嫌悪感や忌避感、拒絶感を植え付け、それがスティグマとなって病に苦しむ当事者を容赦なく攻撃し傷つける様をまざまざと見てきた。この傷つきは、国境、文化、言語を越え、全ての感染者に共通する体験である。「正しく知る」こと、これが私たちが感染症に立ち向かう最も重要な手立てであると確信している。

2.　感染症と3つの課題

　感染症対応のポイントを検討する前に、感染症で留意すべき特徴と課題を3点押さえたい。

1)「感染症は常に変わるもの（not static：静態ではない）」という前提

　私たちが一般的に抱く病の特性とは、救急医療を除けばある程度固定したもの、あるいは変化しても月～年単位での緩やかな動きといったイメージが強いのではないだろうか。翻って、COVID-19は、変異株の出現によって短時間にその様相を変えていく。まるで七変化を遂げているように見える。特徴をある程度攫まえたと思った瞬間に、その様相は変化している。「第6波のオミクロン変異株は、これまでの新型コロナウイルス感染症とは別物と考えた方が良い」といったコメントはこの状態を言い表している。

　筆者がこの変化に戸惑いを覚えていた時期に、「感染症とは、静態ではない」の言葉に出会った。米国の公共放送、PBS（Public Broadcasting Station）でCOVID-19の問題について公衆衛生の専門家が発したコメントである。「なるほど」とそれこそ腑に落ちた。「変化して当たり前」の疾患に私たちは日々向き合っていると再認識できた。「静態ではない」は、「不確か」「予測不能」という意味にも受け取れる。感染症専門医の岩田も、「ウイルスに条理はない。極めてランダムに動く不条理な存在[1]」と感染症の特質を明確に説明している。この特徴を前提にすると、私たちがこの病にいかに取り組むべきか、その焦点は逆に合わせやすくなり、これまでの対策も軌道修正を行いやすくなる。方針や方向性に柔軟性や臨機応変さを持たせることは、この病に向き合うには必要不可欠であることに気づかされる。

2)「感染症」の分かりづらさ・見えづらさ

　HIV 感染症や COVID-19 は、「感染しても症状がすぐには出ない」特徴があるため、「自分でも気づかないうちに感染していた」ということを、後になって検査で初めて知るということも珍しくない。通常、「病気にかかる」イコール「何らかの症状が出る」と私たちは捉えやすいため、「症状無しに病気の診断を受ける」ことに強い違和感や戸惑いを覚える。また、「無症状者に感染性がある」という特徴は、私たちの通常の「病への理解」の範疇を越えている。

　また、検査結果も「絶対」ではなく、偽陽性や偽陰性の問題があるため、感染状況の完全掌握が難しく、結果本人の混乱が増長する場合もある。感染症における、検査時、結果通知時、そして診断時に丁寧な説明が求められる理由はここにある。

3) 情報の氾濫

　COVID-19 に関する連日のメディアの報道は、「報告」の域に留まっている。感染者数の報告、感染症対策の報告、患者の実態の報告など、事実確認の寄せ集めを毎日繰り返し流している。非常に情報が豊富に発信されているようで、実はその内容は単一であり、本当に知りたい情報が私たちの手元に届いているのかという疑問も湧いてくる。

　例えば、「三密回避」が強調されているが、「それはなぜか」の根拠を示す丁寧な情報発信はあまり見受けられない。夜の街の画面が流され、感想を求める街頭インタビューがあり、最後は「感染しないよう気を付けましょう」で終了である。このような報道では受け手側の感染症への「漠然としたイメージ」が膨張するだけである。今回 3 度目のワクチン接種について、国民の選択は、「〜らしい」という推測・憶測（モデルナの方が副反応が強いらしいなど）をもとにファイザー製に殺到した。接種の選択について、何を基準に考

えれば良いか、その科学的根拠は何かなどの情報は、ワクチン接種率の低迷が続いた「後」に発信された。まさに後手に回った情報提供である。

　電話相談にも、巷の情報氾濫の様子が伝わる相談が寄せられている。

　20代の女性は、ある祭りのイベントで見知らぬ愛想の良い中年の女性から突然声をかけられ、「（本人が連れていた幼児を見ながら）可愛い子どもさんね。もう一人、子供を希望しているの」と尋ねられ、本人が頷くと、「じゃあ、コロナのワクチンは打たない方が良い。障害を持った子供が生まれるから」と強い口調で説教が始まった。本人は、ワクチン接種の予約は入れたものの、「本当に打った方が良いか」をちょうど迷っていたため、女性の言葉は気持ちを非常に混乱させた。電話相談では、「自分がワクチンを打ったために生まれてくる子に障害は負わせることになるとしたら、自分はワクチンを打たない方が良いのだろうか」と非常に困惑した様子だった。母親の責任感に訴える誤情報の発信が、日常生活の場面で行われていることに筆者は非常に驚いた。

　現代は情報発信のツールが非常に発達し、様々なルートから一方的に情報が湯水のように入ってくる。また上記の場面のように、口コミでも誤った情報が行き交っていることだろう。多量な情報が無差別に流れる時代において、いかにCOVID-19に向き合うかは現代を生きる私たちの大きなテーマである。「情報リテラシー」という言葉が以前よく使われたが、情報の氾濫が起こっている今回のパンデミックの時にこそ、この「情報リテラシー」の価値を再認識すべきであろう。情報を適切に判断する能力が私たち一人ひとりに問われていると思う。

3.「正しく知る」とは、具体的にどのような対応を意味するのか

　「正しく知る」、この言葉は非常に端的かつ明瞭に、私たちが感染症に向き合うときのポイントを総称している。この言葉を丁寧に解き明かし、幾つか

の重要な取り組みについて確認していきたい。

1)「正しく」とは

①正しい情報

　目まぐるしく変化する感染症において、正しい情報とはどういうことを指しているのか。これまでの発想を逆転させ、「情報とは常に変わりゆくものだ。特に COVID-19 では情報は数日で刷新される」ことを前提として情報収集することが大切ではないだろうか。感染症の解明が次々と進むことで感染症にまつわる情報・知識は日々塗り替えられる。その解明に添って、感染症に関する行政の感染症に関する規定（例えば、療養解除の期間など）が随時変更になったり、感染拡大を受け住民の支援体制（例えば、休業に対する保障など）が新たに実施されたりと、それこそ週単位で情報は変化する可能性がある。私たちは、最新の情報を入手するために「アンテナを張り巡らす」姿勢が必要である。

②感染症についての基本的な情報

　「三密を避ける」という固定メッセージのみでは、情報は全く不十分である。感染症がなぜ起こるのか、留意すべき感染経路とはなにか、感染経路は現在の変異株ではどこが最も留意すべきかなど、予防とケアに直結する感染症の基本の情報を明確に把握することもこの「正しく」に含まれる。この点については、1 章で岩室が丁寧に解説している。

③自分にとって必要な情報

　どのような情報が必要かは、人それぞれに異なる。基本情報は皆が押さえるべきものだが、そこに自分の生活や仕事上に必要な情報を加え、それを上手に活用することが肝要である。いくら「三密を避ける」を知っていても、長時間勤務する職場の環境に照らし合わせて、感染のリスクを軽減するには

どうしたら良いかという視点で具体的な情報を得なければ、自身にとって役立つ感染予防の情報とはなり得ない。

2）「知る」とは

「知る」のなかに、感染症対応として重要な複数の行為・姿勢が含まれている。その一つずつを確認していきたい。

① 「知ろう」とする：情報を自らが求めようとする主体性を持つ

自分事として感染症に対し関心を持つ。それが重要な第一歩である。

自分とのつながりや関りのなかで、感染症を捉えて直してみる。そうすると、何が自分にとって必要な情報であるかが見えてくる。自身のニーズに気づくと、その情報入手の手立てを考える動きが生まれてくる。

② 情報を取捨選択する：そのための判断力を身に着ける

何が自分にとって重要か、その情報を取捨選択する。

COVID-19 は日々情報がアップデートされ、頻繁に推奨事項が変更されるため混乱を招くこともある。

情報を意識して選択すること、そのためには判断力を養うことも忘れてはならない。

③ 咀嚼し、消化し、理解する：情報を自分のものにする

「なんとなく」「イメージ先行」の受けとめでは不十分である。

基本的な知識や自身にとって必要と判断した情報については、考えを巡らし、咀嚼する時間を設ける。また不明な点は確認し、知識を自分のものにする努力を惜しまない。

④そして行動に移す：動く

理解を行動に移してみる。

必要に応じて、これまでの行動を「変える」（行動変容）ことを試みる。

例えば、予防について強化すべき行動、リスクを軽減する行動を取ってみる。

　①から始め、④まで行き着くことで、初めて「知る」という行動を全うしたことになる。「知る」を、一般にイメージする「受け身的」な対応というより、本人による主体的な選択と行動を包有する「能動的な」取り組みと理解する方が、感染症の心理教育の意味合いや意義がより明確になってくるであろう。

「知ることが生きる力に」

　公認心理師・臨床心理士の信田は、DV被害女性の支援において、「被害者が自身の経験に正しい定義付けを得て、状況を正しく知ること（筆者による下線）がその後を生きる力になる[2)]」と説いている。筆者も全く同感である。「正しく知ること」は、本人を誤解による思い込みや恐怖への囚われから自由にし、冷静な判断のもと、責任と主体性で持って自身の人生を歩むことにつながるのではないだろうか。心理職としてその動きを後押しすることは、支援の重要な役割の一つと考える。

（矢永由里子）

引用文献

1) 岩田健太郎（2022）. 陰謀論はなぜ生まれるのか？「世界は不条理でできている」ことを知る重要性　＜内田樹×岩田健太郎＞　AERA dot. https://dot.asahi.com/aera/2020041400029.html?page=1（2022年4月12日取得）
2) 信田さよ子（2022）. 暴力の問題、知ることが生きる力に　朝日新聞, 2022年2月13日朝刊

4節　まとめ　その2　今後に向けて

1. HIV感染症と新型コロナウイルス感染症が投げかけるもの

　この二つの感染症は私たちに何を投げかけているだろうか。

　HIV感染症は、コミュニケーションの病と捉えることが出来る。薬害によって引き起こされた感染、血液を介して（依存性薬物の注射器の回し打ちなど）の感染や母子感染の側面も持つが、多くの人にとっては性感染症としての部分が最も関連するところである。この感染は一対一で起こる。そして感染を防ぐにはお互いが意思確認をし、両者による性行為時の予防の実践が必要である。また、この意思確認には、自分の考えを相手に明確に伝えるアサーションのコミュニケーションスキルの習得も欠かせない。

　一方COVID-19による感染は、その感染力の強さのためこれまでに類を見ない大規模なパンデミックであり、その影響は人間のありとあらゆる次元に及んでいる。エイズ禍の時代よりも科学が大幅に進歩し、新たな知見（ウイルスの解明、ワクチンや治療薬の開発）が日々蓄積されているが、ウイルス自体の変化も速く、この感染症は未知の部分も多い。このような混沌とした状況のなかで際立つ特徴として、感染予防のために生じる人と人との関係性の希薄化、交流の遮断がある。感染拡大を押さえ、また患者の重症化を防ぐための医療上の予防対策（ワクチン開発）や治療薬の開発が重要であることは明白であるが、同時に私たちが留意すべき点は、人と人との関係性や発達心理学的な部分への影響である。このパンデミックにより、人との接触は極力制限され、会話もマスク越しで行われるようになった。人と人とが「共にあること」、そして「言葉や身体の接触によって交流を深めること」といったごく「当たり前」と私たちが思ってきたことが、当たり前ではなくなった。

この点は非常に大きな変化である。私たちは、この人流の阻止による弊害を中長期の視点で注目し、いかにその弊害を軽減し人々の成長や発達過程の継続を促していけるかについて、その方法を模索する努力を続けなければならない。

2.　今後について

武藤がまえがきで言及しているように、政府は新興感染症の政策への強化を決定した。2024 年に医療法を大きく改訂し、新興感染症を従来の 5 事業に新たに追加する予定で、感染症への取り組みの一層の強化を目指す。それによって各自治体の保健医療福祉の現場も、感染症への予防とケアの取り組みが一層進展していくことが想定される。この領域に従事する心理職も、何らかの形で感染症へ関わる機会が確実に増加するだろう。心理職にとって、感染症の今後の取り組みの可能性について、3 点ほど述べたい。

1）間接的な影響と直接的影響の両方への視点を持つ関わり

感染症による経済の逼迫や生活の困窮によって、人々の精神面への影響は一層深刻になることが予測されるため、メンタルヘルスの分野では、パンデミックが引き起こしたストレスによって精神的な不調を訴える人々への対応が本格的に求められるだろう。同時に、感染症そのものに直接影響を受けた人たち（感染者とその家族やパートナー、濃厚接触者など）からの援助のニーズも今後増加することが予測される。患者が社会復帰した際に直面する仕事や人間関係におけるストレスについては、本人ひとりの力で解決することが困難な場合もある。特に今回のパンデミックは年代を問わずに発生しているため、「児童・生徒と親」という HIV/ エイズでは支援の対象にはあまりならなかった人々が感染による直接的被害を受けている。この群は、感染症の経験がこれまでインフルエンザに留まっていただけに、パンデミックへの戸惑

いや混乱は非常に大きい。子供たちの不適応の問題は、感染の長期化によって増大・深刻化するリスクがある。家庭と学校関係者との連携を強化した早めの介入が必要であろう。また、療養解除後に後遺症に悩み、社会復帰が思うようにいかずに自責感を募らせる患者や、大切な家族をCOVID-19で亡くし、悲嘆のなかにいる遺族の存在も忘れてはならない。

2）パンデミックによる影響を軽減するための環境整備

　感染症は、医療、教育、福祉、産業、司法のどの領域にも関係している。5分野で活動する心理職にとって、パンデミックは特に支援者支援の側面において無視できないテーマになっている。クラスター感染を防ぐ予防的な対応とは何か、療養解除後の職員の復帰の過程を促進するためにはどのような受け皿作りを進めれば良いかなどについて、組織の管理者から心理職に意見を求められたり、具体的な介入を依頼される機会も増えるだろう。「環境に働きかける」という視点から、職場の人事部などとも連携しつつ、予防の意識や感染症理解の向上の促進に携わることも心理職の重要な役割の一つとなっていくことが想定される。特に、職場におけるスティグマの軽減に向けた予防教育や心理教育は、心理職が率先して行える分野である。本著でも支援者支援の実践を取り上げているが、このような活動の一層の展開が期待される。

3）アドボカシーという行動

　「声なき声を伝える」という役割がある。公に姿を出して、自分の経験や想いを伝えることが出来ない人たちを擁護しつつ、「その声」を代弁する活動だ。HIV感染症において、筆者はこの行動が求められる場面を幾度となく経験した。伝える対象は社会全般では無かったが、一定の専門家集団や感染症対策に関わる行政の様々な職種に向けて行った。意識の高い関係者は、感染者の「声」を聞き現状を知ることに強い関心を寄せている。この活動は、

心理職が「カウンセリングの伝統」と考える個別支援の方法を越えているように見えるかもしれないが、「患者の権利」を尊重する心理職の基本姿勢の延長上にこのアドボカシーの活動は在るという捉え方も可能であるだろう。

　また、アドボカシーの活動には、ある特定の課題について社会に対し正しい知識を深め、それが一人ひとりの行動に結び付くことが出来るような取り組みも含まれる[1]。この活動は、国民への健康教育や社会教育推進の役割の一環とも受け取ることができる。

　今回の感染症パンデミックへの正しい知識の普及やスティグマの払拭、そして感染リスクの軽減を心理支援の取り組みとして検討していくことで、多様で効果的なアプローチも生み出すことができるかもしれない。それはとりもなおさず、心理臨床活動の新たな地平を拓くことにもつながっていくのではないだろうか。

（矢永由里子）

引用文献

1) 井上孝代（2013）. 臨床心理士・カウンセラーによるアドボカシーの意義　井上孝代（編）臨床心理士・カウンセラーによるアドボカシー――生徒、エイズ、吃音・精神障害者、性的・民族的マイノリティ、レイプ・DV被害児（者）の声を聴く　風間書房

あとがき1

向笠章子

2020年3月の頃以降、新型コロナウイルス感染症のニュースでは、感染者の数や死者の数の増加が次々と報道され、テレビを見ているだけで漠然とした不安が募っていく感覚を持ったのを覚えている。この不安が募る感覚がスクールカウンセラー間でも話題になり、また学校場面においても子どもたちに同じ感覚が出現していることがわかってきた。2021年のオミクロン変異株以降は、児童も感染し、学校でクラスターが出ると休校措置になっていた。子どもたちは見えないものに怯えてしまい、さらに不安が増大する。ソーシャルディスタンス、マスク着用、手洗いが必須になっているが、「正しく恐れよ」と言われても理解力が学年によって異なるので、この情報の周知徹底はされていなかったように思う。そのせいなのか、私が学校で面接していた少女は、学校から帰宅すると玄関で宿題を済ませ、学校の道具は全て玄関に置き、そのまま風呂場に行って体を洗ってからでないと家庭で過ごすことができなくなってしまった。彼女は「感染すると怖いから」といって、このパターンを譲らないのである。

2020年3月の一斉の休校の時の学校は大規模災害が起こったような事態であった。終業式はどうするか、子どもたちには何を伝えるか、保護者にはどう対応するかなど、次々に経験したことが無いことに翻弄されて、子どもたちに直ぐに正確な知識を提供できなかった。学校は「保健」の授業があるが、休校によって授業が提供できなかったように思う。後に文部科学省から新型コロナウイルス感染症に対する教育の情報が出てきたが、子どもたちがいち早く感染症を学ぶという機会を得ることは今回は難しかったように感じ

ている。今回のパンデミックは、感染症を理解するということの必要性を問うているが、子どもたちにとっても新型コロナウイルス感染症は知識の提供から対策は始まると思っている。

　感染対策のため学校生活の中でも子どもはマスクを着用しているが、マスクは顔の大半が隠れてしまうために、目と声だけで相手の感情を図るような状態である。人は顔全体の特に表情筋の動きで顔の表情を読み取りながら会話を成立させるが、現在の学校生活ではそれは望めないことになる。新小学1年生、新中学1年生、新高校1年生は入学した時からマスクで顔を隠した同級生しか見ていない。特に小学1年生は今の学校生活から始まるのでこの生活に違和感が乏しいのではないかと危惧している。それでも新1年生の子どもが「お友達の顔を見たい」と訴えたことが救いであった。その訴えを担任に繋ぐと、担任は一人一人が順番に教壇の前に立ち、マスクを取って黙ったままだが、みんなにお辞儀をし交流を促した。ソーシャルディスタンスやマスクによる表情を読み取ることができないという問題は、子どもたちが将来安心した対人関係を築くということを難しくしているのは間違いない。

　2020年3月以降は、運動会の縮小化、修学旅行は中止か県内1泊と合唱コンクールは中止が大半であった。集団での横の繋がりを促進する行事を子どもたちは十分に経験しているとは言い難く、安定した対人関係を持つという発達過程での問題を抱えているように思う。スクールカウンセラーや学校教諭が、この問題をどう捉え対応していくかが大きな課題となっている。

　若年者の影響とその対応について、今後長期的な視野で取り組むことが重要であろう。本著では、感染症についてHIVと新型コロナウイルス感染症を中心に様々な角度から検討を加えた。本著が、多くの心理職にとって感染症と深く関連するテーマへの働きかけのヒントになれれば幸いである。

あとがき2

矢永由里子

　国内外のニュースで日々新たに COVID-19 のトピックスが流れるなか、この感染症の驚異的な展開の速さと目まぐるしい変化に、私たち執筆者は「一体、どの時点のパンデミックを捉えれば良いか」と迷いつつ原稿を書き上げていった。「今」を摑まえることがこれほど難しいとは、HIV/ エイズでも経験したことがなかった。

　同時に、今回のパンデミックが投げかけるテーマの幅広さや課題の層の厚さにも、圧倒された。治療や予防はもとより、人々の生活や仕事、学校という日々の生活のなかに感染症はしっかりと居場所を得て、数多くの課題を私たちに投げかける。国や自治体レベルで、国を越えて世界規模で、そして人類に限定せず地球上の生物すべてを対象にあらゆる課題を突き付けている[1]。その壮大なテーマの前に、無力感さえ覚えつつ、「出来る人ができることを」という気持ちから今回の本を思い立った。

　「HIV/AIDS のあれだけの闘いの実績が、COVID-19 に対峙する今、生かされないはずはない、生かさなければ申し訳ないと『あの人たち』のキルトの前で静かに強く感じました。」 2021 年 12 月キルト展示の会場にて

　これは、染色家で長年の友人の齋藤洋氏からもらったメッセージの一文だ。彼は、エイズで亡くなった人々の死を悼み、生前その人との懐かしい思い出を一枚の布に遺族や友人によって縫い付ける NGO の活動、「メモリアル・キルト・ジャパン（MQJ）」の創設者の一人でもある。このメッセージを読

みながら、「そう、そうなのだ」と私は強く頷いた。

　COVID-19 のパンデミックによる問題を目の前にして、私が最初に抱いた感想は、「どこかで見た光景」だった。今回のパンデミックの様相は、エイズパニックの時代の人々の混乱やスティグマに苦しむ患者や家族の姿と重なって見えた。それから 30 年余、私たちはあの壮絶な HIV/ エイズの問題から何を学んできたのか、何を活かせているのかと自問する日々も続いた。

　COVID-19 の突然の出現によって、私たちの生活様式は一変した。それに伴い、支援のあり方についても新たな取り組みを求められるようになった。これまで試行錯誤で実施してきた感染症分野での数十年の心理職の活動を、今一度、「感染症」という切り口で整理し、「感染症と心理臨床」というものを捉えてみたいと思ったのが、今回の本のきっかけだった。過去の経験から何を学び、そしてその知見を今後にどう活かせるか、温故知新の言葉を銘肝しつつ、今回の本の創作に臨んだ。

　感染症のこれまでの取り組みから HIV/ エイズへ、そして COVID-19 へ。私たちの体験とそこから得てきた知見を意識して「生かす」ことで、初めて「次」の感染症へのより適切で、現場のニーズに添う対策を創り出していくことができるのではないだろうか。未来を見据えて、今一度私たちの経験を振り返ること、それが感染症への取り組みに一つの道筋を作るのだと信じ、これからも過去と現在、そして未来を結びつけながら心理臨床の実践を続けていきたい。

引用文献

1）山本太郎（2020）. 疫病と人類　新しい感染症の時代をどう生きるか　朝日新聞社

〈編者紹介〉

矢永由里子（やなが ゆりこ）　　　　　　1章1、2、4節、2章3節、4章4節、5章、あとがき2

西南学院大学大学院人間科学研究科臨床心理学専攻非常勤講師。博士（心理学）・公認心理師・臨床心理士・医療福祉連携士。九州大学大学院人間環境学府臨床心理学コース博士課程修了。米国留学時のターミナル・遺族ケア実習を経て、1990年より産業医科大学病院、九州医療センターにてHIV感染症の患者と家族ケアや検査担当者支援に従事。公益財団法人エイズ予防財団研修・企画課課長を経て、慶應義塾大学医学部感染制御センター特任講師として臨床・研究・教育に従事。東日本大震災時に岩手県大槌町の災害支援に入り、「風の電話」の活動にも関わる。現在、福岡市精神保健福祉センターにてコロナ専門メンタルケアの電話相談に従事。主な著書に「心理臨床実践」（誠信書房）、「『風の電話』とグリーフケア」（風間書房）など。

向笠　章子（むかさ あきこ）　　　　　　　　　　　　　　　4章1節、あとがき1

広島国際大学大学院教授。臨床心理士。久留米大学大学院心理学研究科後期博士課程満期終了。専門は、病院臨床・学校臨床。総合病院で勤務後にデイケアやスクールカウンセラーを経て現職。所属病院がエイズ治療拠点病院のため、初期からHIVに関し多職種連携を進めた。地域医療としてADHD児の包括的治療プログラムを立ち上げる。今回のCOVID-19の感染予防が、児童生徒に対して対人関係の捉え方の変化を生んでいるのではないかと危惧する。

〈執筆者紹介〉（執筆順）

武藤　正樹（むとう まさき）　　　　　　　　　　　　　　　　　　　まえがき1

社会福祉法人 日本医療伝道会衣笠病院グループ 相談役。1974年新潟大学医学部卒業。1978年新潟大学大学院医科研究科修了後、国立横浜病院にて外科医師として勤務、厚生省から1986年〜1988年までニューヨーク州立大学家庭医療学科に留学、1994年国立医療・病院管理研究所医療政策研究部長、1995年国立長野病院副院長、2006年より国際医療福祉大学三田病院副院長・同大学大学院医療経営福祉専攻教授、2020年7月より現職。

荒瀬　泰子（あらせ やすこ）　　　　　　　　　　　　　　　　　　　まえがき2

福岡市副市長。1978年九州大学医学部卒業。内科　公衆衛生。1987年9月、福岡市役所に入職し区保健所を歴任したあと1992年衛生局予防課長に就任、福岡市の感染症対策や健康づくりなどを所管する。この時期、USAを中心に広がった原因不明の間質性肺炎の原因がHIVウイルスと判明し、福岡市でのHIV対策に追われた。その後、介護保険制度創設に関わったのち、市長室経営補佐（初代）、保健福祉局理事、こども未来局長（初代）、区長、環境局長などを経て、2015年から高島宗一郎福岡市長のもとで副市長を務めている。

岩室　紳也（いわむろ しんや）　　　　　　　　　　　　　　　　　　　1章3節

ヘルスプロモーション推進センター（オフィスいわむろ）代表；厚木市立病院泌尿器科非常勤医師；陸前高田市ノーマライゼーション大使。1981年自治医科大学医学部医学科卒業。神奈川県内で地域医療、泌尿器科診療、HIV/AIDS診療、保健所での感染症対策を含めた公衆衛生活動を経て現職。HIV/AIDSで誤解、偏見、差別が繰り返された経験から、全国で性、エイズ教育を含めた健康づくりを展開。新型コロナウィルス対策ではヘイトスピーチの対象となった夜の街や飲食店に出向き現地を実施。ホームページ：https://iwamuro.jp

小松　賢亮（こまつ けんすけ）　　　　　　　　　　　　　　　　　　　2章1節

和光大学現代人間学部心理教育学科准教授。博士（医学）・公認心理師・臨床心理士。東京医科歯科大学大学院医歯学総合研究科博士課程修了。精神病院、精神科クリニックの臨床実践を経て、国立国際医療研究センター精神科およびエイズ治療・研究開発センターの心理療法士として勤務し、HIV 感染症や薬害エイズ被害者の方の心理臨床に従事。専門は医療領域（特にHIV 感染症）における心理的支援とセクシュアル・マイノリティの心理的支援。主な論文に「Detailed analysis of social support and proactive coping with depressive symptoms in Japanese HIV-infected individuals（AIDS Care, 2021, 共著）」などがある。

霧生　瑤子（きりう ようこ）　　　　　　　　　　　　　　　　　2章トピックス1

国立国際医療研究センター病院 エイズ治療・研究開発センター。臨床心理士・公認心理師。学習院大学大学院人文科学研究科臨床心理学専攻博士前期課程修了。精神科病院などに勤務後、身体科領域における心理支援に関心を持ち、HIV 陽性者に対する心理支援に従事。夢や描画などのイメージを用いた心理療法を基盤とし、スクールカウンセラーとしても勤務している。

木村　聡太（きむら そうた）　　　　　　　　　　　　　　　　　2章トピックス2

国立研究開発法人国立国際医療研究センターエイズ治療・研究開発センター。公認心理師・臨床心理士。明治学院大学大学院心理学専攻心理学研究科博士前期課程修了。児童養護施設や心理臨床センター勤務を経て、現在、公益財団法人エイズ予防財団リサーチレジデントとしてHIV 感染症科患者のメンタルヘルスの支援に従事。患者の病態や背景に留意し、外来入院問わず様々な患者に関わるため多職種での円滑な支援を心がけている。

福澤　理香（ふくざわ りか）　　　　　　　　　　　　　　　　　　　2章2節

社会医療法人雪の聖母会聖マリア病院臨床心理室。臨床心理士・公認心理師。総合病院に勤務し 30 年。新生児から終末期まで、発達支援、働くこと、病と共に生きること、いわゆる「人が生きること全般」の心理臨床に携わる。自称「専門分野のない専門職」。

大盛　久史（おおもり ひさし）　　　　　　　　　　　　　　　　　　　3章1節

JA 北海道厚生連旭川厚生病院総合相談センター。臨床心理士・公認心理師。専門は医療でのがん患者・家族の支援。2008 年より現職。緩和ケアチーム・緩和ケア病棟・がん相談支援センターにてがん患者・家族・遺族の支援に従事。当院の患者サロンの運営にも携わっている。HIV 感染症患者の支援も数例経験あり。

安藤　博子（あんどう ひろこ）　　　　　　　　　　　　　　　　　3章トピックス

久留米大学病院にて 2012 年より感染管理認定看護師として活動開始。同時期より福岡県県南を中心とした感染症の専門家で組織された筑後感染管理トレーニング＆カンファランス（CICTAC）で市中の医療機関と連携し、感染管理活動を行う。今年度は認定看護管理者教育課程サードレベルを受講し、中堅管理職を中心に人材育成、実践の場でマネジメントができる管理者育成に努めたいと考えている。

渡邉真奈美（わたなべ まなみ） 3章2節

医療法人緑心会福岡保養院心理療法室室長。臨床心理士・公認心理師。2001年久留米大学大学院比較文化研究科比較文化専攻前期博士課程修了。大学院修了後、佐賀県スクールカウンセラー、福岡県スクールカウンセラーを経て、2004年より現職。思春期〜高齢者の心理療法、心理査定、グループなど精神科臨床全般に携わり、近年は他職種との協働だけでなく、地域の外部機関との協働体制の構築に関心を持ち活動を行う。2019年より西南学院大学大学院非常勤講師。

扇澤　史子（おうぎさわ ふみこ） 3章3節

東京都健康長寿医療センター。博士（心理学）・臨床心理士・公認心理師。上智大学大学院文学研究科心理学専攻・博士後期課程満期退学。2001年東京都老人医療センター精神科（現・東京都健康長寿医療センター）にて勤務し（2010年から常勤）、老年期の精神疾患や認知症の本人・家族介護者支援プログラム、心理アセスメント、精神科リエゾン・認知症ケアチーム、アウトリーチ事業等に従事。職員対象のコロナメンタルヘルスチームを結成、認知症ケアチームとしてCOVID-19入院患者および支援者支援に従事、せん妄予防に効果的な取り組みを行う。

福永　聡子（ふくなが さとこ） 4章2節

福岡市教育委員会（福岡市スクールカウンセラー）。臨床心理士・公認心理士。福岡教育大学大学院教育学研究科学校教育専攻。専門は、学童期、思春期の発達課題や心身領域に関わる諸問題への支援。人と人、人と環境、家族関係など、関係性を扱うことを主に臨床活動を行う。

吉川　昌子（よしかわ しょうこ） 4章3節

中村学園大学教育学部教授。博士（心理学）・臨床心理士・公認心理師・臨床動作士。九州大学大学院教育学研究科博士後期課程単位取得後退学。専門は発達臨床心理学。特別支援教育、障害児保育関連の授業を担当。地域支援取り組みとしてロール・プレイング技法を活用した青年期発達障害者対人交流支援グループ、肢体不自由児者・発達障害児者の自己調整力を高めるために臨床動作法による心理支援に関わる。近著「発達支援としてのドラマ（教育と医学第68巻6号　慶應義塾大学出版会2020年11月・12月号4-11.）」

感染症と心理臨床
―HIV/エイズと新型コロナウイルス感染症を中心に―

2022 年 7 月 30 日　初版第 1 刷発行

編著者　　矢 永 由 里 子
　　　　　向 笠 章 子

発行者　　風 間 敬 子

発行所　　株式会社 風 間 書 房
〒 101-0051　東京都千代田区神田神保町 1-34
電話 03（3291）5729　FAX 03（3291）5757
振替 00110-5-1853

印刷　堀江制作・平河工業社　　製本　井上製本所